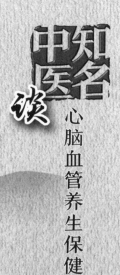

中医名谈 心脑血管养生保健

高血压病 预防与康复

主　编　王清海　靳利利

副主编　乐丽珍　史振羽　雷　俊

编　委　（以姓氏笔画为序）

王丽莹　王清海　史振羽　乐丽珍　李艳彪　李莹鸿

李桂明　李德军　肖根发　周　敏　郑浩龙　黄　琳

温速女　靳利利　雷　俊

编委秘书　郑浩龙

人民卫生出版社

图书在版编目（CIP）数据

知名中医谈心脑血管养生保健. 高血压病预防与康复 /
王清海，靳利利主编. — 北京：人民卫生出版社，2020
　ISBN 978-7-117-29544-4

　Ⅰ.①知…　Ⅱ.①王…　②靳…　Ⅲ.①高血压 – 养生
（中医）　Ⅳ.①R259.4②R277.73

中国版本图书馆 CIP 数据核字（2020）第 017020 号

人卫智网　**www.ipmph.com**	医学教育、学术、考试、健康， 购书智慧智能综合服务平台
人卫官网　**www.pmph.com**	人卫官方资讯发布平台

知名中医谈心脑血管养生保健
——高血压病预防与康复

主　　编：王清海　靳利利
出版发行：人民卫生出版社（中继线 010-59780011）
地　　址：北京市朝阳区潘家园南里 19 号
邮　　编：100021
E - mail：pmph @ pmph.com
购书热线：010-59787592　010-59787584　010-65264830
印　　刷：三河市潮河印业有限公司
经　　销：新华书店
开　　本：710×1000　1/16　印张：8.5
字　　数：122 千字
版　　次：2020 年 3 月第 1 版　2020 年 3 月第 1 版第 1 次印刷
标准书号：ISBN 978-7-117-29544-4
定　　价：28.00 元
打击盗版举报电话：010-59787491　E-mail：WQ @ pmph.com
质量问题联系电话：010-59787234　E-mail：zhiliang @ pmph.com

作为心血管病中医临床医生，每次与朋友相聚，被问最多的话题莫过于"到底什么是高血压""心脏病是怎么引起的""我们平时该怎么办才能不得心血管病""我近来走路总是气喘是怎么回事"……我总是在不断重复回答诸如此类的问题，花费不少时间。而在工作中，大量的关于"我的病能治好吗？""我的病用什么方法才能康复？""关于我的病，什么东西能吃，什么东西不能吃？"之类的提问也占用了医生大量的门诊时间。这说明广大人民群众越来越关注自身健康，对于心血管疾病预防和康复的要求在不断提高。尽管当前各种各样的健康讲座充斥着广播电视、报纸杂志，但宣教内容良莠不齐，有些甚至互相矛盾，让广大群众无所适从。所以，许多朋友和患者还是希望能够听听我们这些专业临床医生的意见。因此，我们萌生了写一套专门从中西医结合角度讨论心血管疾病预防与康复的科普书，以满足广大人民群众的健康需求。这就是编写本套书的初衷。

本套书共三本，围绕心血管疾病常见的高血压、冠心病、心力衰竭这三大类，用通俗易懂的语言，分别讨论疾病的基本概念、形成原因、危险因素、中西医结合预防和康复方法，其内容包括饮食、起居、情志、心理、运动、日常生活和工作等方面，让读者一套书在手，便可解决平时关心的诸多问题。更重要的是让大家掌握一些疾病预防和康复的小方法、小窍门，实现不得病、少得病、得小病、得了病能够尽快康复的愿望。

本套书的作者都是来自于广东省第二中医院心血管专科，其中有名中医、专家、教授，都长期从事临床一线工作。书中的许多内容都是平时指导患者进行预防和康复的实践经验，虽不敢说水平很高，但却有很高的实际应用价值。若本套书的出版，能够给读者带来益处，吾心足矣！

广东省第二中医院　王清海

2019 年 12 月 28 日于广州

目录

第一章 高血压的基本知识

第二章　高血压的形成及预防

第三章　高血压康复

高血压的基本知识

一、高血压的基本概念

1. 什么是血压

　　血液在血管内流动时，无论心脏收缩还是舒张，都会对血管壁产生一定的压力。血压就是指血液在血管内流动时，对血管壁产生的侧压力。血管种类不同，血压的名称也不一样，发生于动脉血管内的压力称为动脉压，发生在静脉血管内的压力称为静脉压，发生于毛细血管内的压力称为毛细血管压。一般所说的血压主要是指动脉血压。动脉血压指的是血液对动脉血管的压力，因为在大动脉中血压降落很小，故通常用血压计在肱动脉上测得的数值来表示，以mmHg（毫米汞柱）或kPa（千帕）为单位。如将血压记录为130/70mmHg，则表示收缩压为130mmHg，舒张压为70mmHg。

　　人体的血液循环系统包括心脏和血管，它们相互连接，构成一个基本上封闭的"管道系统"。心脏是这个系统的核心，是血液流动的动力发源地，血管是提供血液流动的管道系统，正常的心脏是一个强有力的肌肉器官，就像一个水泵，它日夜不停地、有节律地搏动着。心脏一张一缩，使血液在器官内循环流动。血管内的血液，犹如管道里的水，水的压力取决于水塔里水量的多少和水管横截面积的大小。水塔里的水越多，水对水管的压力就越大，反之，水对水管的压力就越小。血液对血管壁的压力犹如水对管道的压力。当泵功能正常，循环血量充足，血管扩张时，血压下降，血管收缩时，血压升高。血压包含收缩压和舒张压，收缩压是指心脏在收缩时形成的压力，舒张压是指心脏在舒张时，由于血管壁的阻力形成的压力。

2. 什么是高血压

测量到的血压超过正常值范围，就叫高血压，反之，若低于正常值，则叫作低血压。一般情况下，每个人的血压高低会有一定的差别，即使是同一个人，每天 24 小时的血压也不一样，通常白天工作时血压偏高，晚上休息时血压偏低，但都应该在正常范围内。偶尔在环境特殊、心情激动或工作过度紧张时，血压也可超过正常范围，休息后血压即可恢复正常，这种血压增高原则上还不算是高血压病，不必紧张。但临床发现，若经常处在血压升高的紧张状态下，最后大多会发展为高血压病。所以，对于经常出现一过性血压增高者，要引起注意，经常检查，并采取有效措施，防止发展为高血压病。

3. 什么是高血压病

在不同时间测量血压 3 次，其数值均高出正常范围者，叫作高血压病。

高血压病是一种动脉血压持续过高的慢性疾病，以动脉压升高为特征，可伴有心脏、血管、脑和肾脏等器官功能性或器质性改变。这是一种独立的疾病，有原发性高血压和继发性高血压之分。有许多疾病如急慢性肾炎、肾盂肾炎、甲状腺功能亢进、库欣综合征、原发性醛固酮增多症、嗜铬细胞瘤等，都可出现血压升高，但由于这种高血压是继发于上述疾病之后，通常称之为继发性高血压或症状性高血压。然而，有90% 以上的高血压病患者，其发病机制尚不完全明确，可能是遗传和环境等因素综合作用的结果。

经过多次修订，我国目前采用的高血压病诊断标准是 1999 年世界

卫生组织 / 国际高血压联盟（WHO/ISH）高血压治疗指南：高血压是指在未服抗高血压药的情况下，收缩压大于或等于 140mmHg 和 / 或舒张压大于或等于 90mmHg。收缩压为 130 ~ 139mmHg，舒张压 85 ~ 89mmHg，为正常高值。若血压总是在正常血压与高血压之间，有时血压偏高或血压多在轻度高血压范围内，偶尔为正常，没有靶器官损害，这两种情况可称为边缘性高血压。

诊断高血压时，需在未使用降压药物的情况下，非同日 3 次测量血压，收缩压 ≥ 140mmHg 和 / 或舒张压 ≥ 90mmHg；或患者既往有高血压病史，目前正在使用降压药物，血压低于 140/90mmHg，才可确诊为高血压病。

4. 什么是高血压的分级

目前我国采用正常血压（收缩压 < 120mmHg 和舒张压 < 80mmHg）、正常高值血压（收缩压 120 ~ 139mmHg 和 / 或舒张压 80 ~ 89mmHg）、高血压（收缩压 ≥ 140mmHg 和 / 或舒张压 ≥ 90mmHg）、单纯收缩期高血压（收缩压 ≥ 140mmHg 和舒张压 < 90mmHg）进行血压水平分类。根据血压升高水平，又进一步将高血压分为 1 级、2 级和 3 级。以上分类适用于 18 岁以上的男、女性成年人（表 1）。

表 1 血压水平的定义和分类

分类	收缩压 /mmHg		舒张压 /mmHg
正常血压	< 120	和	< 80
正常高值	120 ~ 139	和 / 或	80 ~ 89
高血压	≥ 140	和 / 或	≥ 90
1 级高血压	140 ~ 159	和 / 或	90 ~ 99
2 级高血压	160 ~ 179	和 / 或	100 ~ 109
3 级高血压	≥ 180	和 / 或	≥ 110
单纯收缩期高血压	≥ 140	和	< 90

注：当和分别属于不同级别时，以较高的分级为准

5. 什么是高血压的分期

以往根据高血压是否引起脑、心、肾等重要器官的损害，将其分为3期：

Ⅰ期高血压：高血压病患者临床上无脑、心、肾等重要器官损害的表现。

Ⅱ期高血压：高血压病患者出现下列1项者：左心室肥厚或劳损，视网膜动脉出现狭窄，蛋白尿或血肌酐水平升高。

Ⅲ期高血压：高血压病患者出现下列1项者：左心衰竭，肾功能衰竭，脑血管意外，视网膜出血、渗出，合并或不合并视神经盘水肿。现在临床上已经很少用这种分期了，一般只用分级来代表高血压的程度。

6. 什么是高血压急症

高血压病患者群逐年增长，而高血压急症在临床上比较常见，已成为威胁患者生命的重要因素之一。高血压急症一般是指原发性或继发性高血压患者在某些诱因作用下，短时期内血压显著升高（一般超过200/130mmHg），同时伴有进行性心、脑、肾、眼底等重要器官组织功能急性损害。面对高血压急症，需要进行正确的评估及恰当的处理措施，若不能及时抢救，会造成严重的后遗症甚至死亡，所以高血压患者平时一定要注意血压的测量与记录。当在短时间内突然出现血压升高时，必须及时到医院就诊治疗，切不可自行处理，以免延误病情，度过危险期后，仍需继续进行高血压的非药物治疗和药物治疗。对于血压在短期内降至安全水平的患者，应在3~6个月内将血压逐渐降至正常水平。

7. 什么是高血压脑病

人体脑部血流有自我调节机制，当血压降低、脑血流灌注不足时，脑血管通过舒张来保证脑血流容量；当血压升高、脑血流灌注过多时，脑血管通过收缩来防止过度灌注，从而起到机体自我保护的作用。但是当血压过高，超过脑血流自动调节的阈值（中心动脉压大于140mmHg）时，脑血流灌注过度，导致脑水肿和颅内压增高，甚至脑疝的形成，就会出现明显头痛、恶心呕吐、烦躁不安和意识障碍等临床表现。高血压脑病为高血压病程中一种危及患者生命的严重情况，如果患者有血压急剧升高伴剧烈头痛，甚至有意识和神志改变，均应立即到医院急救治疗，迅速将血压控制在安全范围、防止或减轻脑组织水肿与损伤是治疗的关键。如果降压效果理想，病情可迅速好转，预后良好。如果治疗不及时，可引起不可逆性的脑损害，甚至出现和并发脑疝及心、肾功能衰竭而导致死亡。

8. 高血压是怎么分类的

高血压病从病因分为原发性高血压和继发性高血压。

原发性高血压：指原因不明的高血压，占 90% 以上。原发性高血压发病原因不明确，目前尚难根治，但能被控制。通常所说的高血压病就是指原发性高血压。引起血压升高的因素主要有遗传、年龄与性别、民族与种族、吸烟与饮酒、体重与肥胖、社会心理因素、饮食习惯、缺乏体力活动等。

继发性高血压病指血压升高有明确的病因，占 5% ~ 10%。引起继发性高血压的主要因素有：肾脏疾病，如急、慢性肾小球肾炎，先天性肾脏病（多囊肾），继发性肾脏病变（糖尿病性肾病、肾淀粉样变性等），肾动脉狭窄，肾肿瘤；内分泌疾病，如皮质醇增多症、嗜铬细胞瘤、原发性醛固酮增多症、肾上腺性变态综合征、甲状腺功能亢进、甲状腺功能减退、甲状旁腺功能亢进、腺垂体功能亢进、绝经期综合征；心血管病变，如主动脉瓣关闭不全、完全性房室传导阻滞、主动脉缩窄、多发性大动脉炎；颅脑病变，如脑肿瘤、脑外伤、脑干感染；其他疾病，如妊娠高血压综合征、红细胞增多症、药物（糖皮质激素、拟交感神经药、甘草）。必须经检查排除继发性高血压后才能确诊为高血压病。

对于继发性高血压，病因治疗更为重要，一部分可以通过外科手术或者介入的方法得到有效的控制甚至治愈。

9. 常见的继发性高血压有哪些

（1）肾实质性高血压：是最常见的继发性高血压，常为难治性高血压，是青少年患高血压急症的主要病因。常见的肾实质性疾病包括急、慢性肾小球肾炎和多囊肾、慢性肾盂肾炎、梗阻性肾病、痛风性肾病、糖尿病肾病、狼疮性肾炎、硬皮病、肾素瘤等多种肾脏病变引起的高血压。终末期肾病 80%～90% 合并高血压。

（2）肾血管性高血压：是由于肾脏动脉狭窄，导致肾脏缺血，激活 RAAS 系统所引起的高血压。常见病因有动脉粥样硬化、多发性大动脉炎和肾动脉纤维肌性发育不良，前者多发于老年人，后两者多见于青少年。早期解除肾脏动脉狭窄，血压可恢复正常。长期动脉狭窄，将会不同程度地损害肾脏功能，即使解除狭窄，血压一般也不会恢复正常。凡是进展迅速或者突然加重的高血压病患者，要怀疑是否是肾脏动脉原因所致，及时到医院就诊，查明原因。

（3）内分泌性高血压：由于各种原因，人体内激素分泌异常，导致水钠潴留引起血压升高的疾病。包括原发性醛固酮增多症、嗜铬细胞瘤、皮质醇增多症、肢端肥大症、甲状腺功能亢进、甲状腺功能减退、甲状旁腺功能亢进等。

（4）心血管病变：由于先天性主动脉狭窄、多发性大动脉炎所致的上肢血压升高，下肢血压不高。主动脉造影可以明确诊断。

（5）睡眠呼吸暂停低通气综合征：由于睡眠时出现打鼾和呼吸间歇停顿，随着病情发展可导致高血压、冠心病等一系列并发症。

10. 什么叫高血压的靶器官损害

靶器官也叫目标器官，指某一疾病或某一药物专门影响、针对的器官。如高血压的靶器官就是心脏、大脑、肾脏和血管。长期高血压可导致靶器官不同程度的损害。

心脏：长期高血压使心脏承受的压力增高，导致心脏代偿性肥厚和扩张，称为高血压性心脏病。

脑部：长期高血压使脑血管缺血和变性，形成微血管瘤（血管壁扩张或膨出），破裂后可导致脑出血。长期高血压还会促使脑动脉粥样硬化的发生，粥样斑块破裂可导致脑血栓的形成。

肾脏：长期高血压使肾小球内囊压力升高，肾动脉硬化，从而导致肾实质缺血和破坏，长此以往，可导致慢性肾功能衰竭。

视网膜：视网膜小动脉痉挛，随着病情进展会出现硬化。血压的急剧升高可导致视网膜病变（出血或渗出，视乳头水肿）。

二、高血压的危险因素

11. 哪些人易患高血压病

诱发高血压的因素有很多种，目前通过流行病学调查和实验研究，普遍认为遗传因素、体重因素、不良生活习惯、精神因素、环境因素、性别因素等与原发性高血压的发病相关。

（1）遗传因素：就遗传因素来说，主要是指遗传易感性，也就是说如果父母有高血压病史，那么孩子患高血压的可能性就相对高。原发性高血压是多基因遗传，约60%的原发性高血压患者可询问到有家族史。原发性高血压患者直系亲属的血压水平比同龄非直系亲属的高。研究发现如果父亲患有高血压，其子女的发病率为1/4；如果是母亲患有高血压，其子女的患病几率为1/2；如果父母双方都患有高血压，子女的发病几率将更高。所以父母患有高血压病的人群更应该注意预防高血压病的发生。

（2）肥胖：在我国，随着老百姓生活水平的提高，肥胖人群日益增多，肥胖导致的健康问题也越来越多见，其中常见的便是高血压。通过多年的研究发现，超重、肥胖者高血压患病率比体重正常者要高2～3倍。前瞻性医学研究也证明，在一段时期内体重增长快的人，其血压增长也快。所以建议过度肥胖的患者在治疗高血压的同时，也应当通过体育锻炼减肥。

（3）不良生活习惯：长期摄入过多的食盐、钾和钙摄入量过少、优质蛋白摄入不足皆可导致高血压，故日常生活中应清淡饮食，荤素搭配，均衡饮食。为增加钾和钙的摄入，可以多吃蔬菜瓜果，比如香蕉、橘子、苹果、茄子、西红柿、豌豆、甜瓜、菠菜等。优质蛋白可以选择鸡蛋、牛肉、牛奶、鱼肉等。

由于动物脂肪含有较多的饱和脂肪酸，对心血管系统有害，因此摄食动物脂肪（如食用猪油）较多的人比食用植物油、鱼油的人易患高血压。

调查发现，饮酒越多的人，患高血压的可能性就越大。因为长期过量饮酒能引起原发性高血压并使其加重，损害心、脑血管等器官。有研究指出烟草中的尼古丁等有害物质能引起周围血管收缩，致使血压升高。长期大量吸烟会引起全身小动脉硬化，从而导致原发性高血压的发生。同时，尼古丁还会降低降压药的疗效。所以对于高血压患者而言，酒和烟都少碰为妙。

（4）精神紧张：长期精神紧张、愤怒、烦恼、环境的恶性刺激，以及劳累、睡眠不足、焦虑、恐惧及抑郁等不良心理都可导致原发性高血压的发生。性格暴躁易怒、情绪急躁者，血压往往偏高；性情温和，处事不惊者，血压往往较稳定。对于工作紧张、注意力需要高度集中、体力活动少的职业，原发性高血压的发病率也明显增高，如司机、外科医生等。

（5）环境影响：处于环境污染、噪声环境下或受视觉刺激强烈者，尤其是那些在炼钢厂、机床车间等地方工作的人员，也容易诱发高血压。

（6）性别及年龄：有研究显示，女性在更年期以前，随着年龄的增长，患原发性高血压的比例较男性略低，但更年期后则与男性患病率无明显差别，甚至高于男性。一般血压会随年龄的增长而升高，这与动脉弹性变差有关。

除了上述因素外，还有种族与民族因素、长期服用避孕药等其他因素，皆与原发性高血压的发病相关，了解高血压的易患因素，对于高血压的预防有很大帮助，克服诱发原发性高血压的可变因素可以大大降低高血压的患病率。

三、高血压的临床表现

12. 高血压有哪些症状

　　高血压病早期多无症状或症状不明显，偶于体格检查或由于其他原因测血压时发现。其症状与血压升高程度并无一致关系，这可能与高级神经功能失调有关。有些人血压不太高，症状却很多，而另一些患者血压虽然很高，但症状不明显，临床常见的有头晕、头痛、耳鸣、健忘、失眠、乏力、心悸等一系列症状。

　　（1）头晕：头晕为高血压最多见的症状。有些是一过性的，常在突然下蹲或起立时出现，有些是持续性的。头晕是患者头部有持续性的沉闷不适感，严重的妨碍思考、影响工作，对周围事物失去兴趣，当出现高血压危象或椎 - 基底动脉供血不足时，可出现与内耳眩晕症相类似症状。

　　（2）头痛：头痛亦是高血压的常见症状，疼痛部位多在额部两旁的太阳穴和后脑勺，多为持续性钝痛或搏动性胀痛，甚至有炸裂样剧痛。常在早晨睡醒时发生，起床活动及饭后逐渐减轻。

　　（3）烦躁、心悸、失眠：高血压病患者性情多较急躁，遇事敏感，易激动。此类人群心悸、失眠较常见，失眠多为入睡困难或早醒、睡眠不实、噩梦纷纭、易惊醒。这与大脑皮质功能紊乱及自主神经功能失调有关。

　　（4）注意力不集中，记忆力减退：早期多不明显，但可随着病情的发展而逐渐加重，因而颇令人苦恼，故常成为促使患者就诊的原因之一，表现为注意力容易分散，近期记忆减退，经常很难记住近期的事情，而对过去的事如童年时代的事情却记忆犹新。

　　（5）肢体麻木：常见于手指、足趾麻木或皮肤如蚁行感或项背肌肉紧张、酸痛，部分患者常感手指不灵活。一般经过适当治疗后可以好转，但若肢体麻木较顽固，持续时间长，而且固定出现于某一肢体，并伴有肢体乏力、抽筋、跳痛时，应及时到医院就诊，预防中风的发生。

（6）出血：较少见。由于高血压可致脑动脉硬化，使血管弹性减退，脆性增加，故容易破裂出血。其中以鼻出血多见，其次是结膜出血、眼底出血、脑出血等，据统计，在大量鼻出血的患者中，大约80%患高血压。

随着病情的发展，全身细小动脉的长期痉挛及脂类物质在血管壁的沉积会引起管壁硬化，造成心、脑、肾等重要脏器的缺血性病变，可出现相应的临床表现。心脏受累时可出现心悸、胸痛、心脏杂音、下肢水肿等表现；外周血管病变时可出现间歇性跛行、血管杂音、足背动脉搏动减弱或消失等表现；肾脏病变时则可出现多尿、血尿、下肢水肿、腹部肿块等；脑部病变可出现感觉和运动异常、认知功能下降等；视网膜受累时，到晚期可出现出血、渗出、视神经盘水肿。

13. 高血压有哪些危害性

高血压的危害主要是造成脑、心、肾等重要器官的损害。

（1）左心室肥厚：由于血压长期维持在较高的水平，为适应这一改变，早期会发生代偿性左心室肥厚，随着病情的发展，心脏继续扩张，最后可能发生心力衰竭及严重心律失常。

（2）动脉粥样硬化：长期血压升高可促进动脉粥样硬化的形成，尤其是冠状动脉硬化的发展。

（3）脑血管意外：长期的血压升高，可以引起脑缺血和脑动脉硬化，脑缺血易发生脑梗死、脑小动脉硬化和脑血管痉挛，导致小动脉破裂出血和脑血栓的形成。

（4）肾脏损害：由于肾脏入球和出球小动脉痉挛、硬化、退变导致肾脏缺血、缺氧，肾实质纤维化，高血压晚期多伴有进行性肾功能减退。

（5）视网膜功能减退：是血压长期升高使视网膜动脉发生玻璃样变所致。

四、血压的测量

14. 家庭测量血压怎么选择血压计

工欲善其事，必先利其器。随着血压计的推广普及和应用，老百姓家中都备有各式各样的血压计，以方便测量自身血压。水银式血压计是经典的血压测量工具，至今仍在医院里广泛使用。传统的水银血压计的准确性和可靠性确实比电子血压计高，但其缺点是携带不方便，容易出现漏水银、胶垫堵塞等障碍，另外使用时需要用听诊器来听，非专业人士很难独立完成测量过程，因此，不适合在家庭中普及使用。电子血压计设计轻巧，携带方便，操作也方便，而且随着血压计的更新换代，电子血压计的易用性和准确度已经有了很大的提高，只要购买的产品正规，质量过关，测量准确性还是可靠的，也适合作为家用血压计使用。目前市面上最常用也最受欢迎的电子血压计有两种，即上臂式电子血压计和手腕式电子血压计。按照《中国高血压防治指南》的推荐，提倡应用上臂式电子血压计自测血压，而不是使用腕式或者手指式测量血压。电子血压计属于电子类产品，使用过程中比较容易受各种因素的影响导致结果误差，但若正确使用，误差是不大的。

15. 如何用水银柱式血压计测量血压

（1）拿到血压计后，扳开开关，看看水银柱是否处于"0"刻度，如果不是，则应当进行校准，否则会影响测出的数值。

（2）将球囊的开关关闭，一手压住袖带，另一手按压球囊向袖带内充气，看看水银柱是否会随之升高，或者是否有水银中断的现象。如果不能上升或有裂隙，或水银量有所减少，就说明该血压计有漏气的情况，这样的血压计就不能再用来测量血压了。

（3）测血压时，被测量者可以采取坐位或仰卧位，上肢伸直，肘部应当与自身心脏保持同一水平位置，并且稍稍向外侧伸展。

（4）将袖带里的气体用挤压袖带的方式排出后，将袖带气袋中部连接橡胶管的部位对准肘窝，将袖带平整地缠在上臂上。袖带下端在肘窝上方 2～3cm 处，松紧度以能够往里放入一指为宜。

（5）测量时，听诊器的胸件，也就是听筒应当放在肘窝的肱动脉处，切不可贪图方便省事而将其塞到袖带里面，这样会使测出的血压值比实际要高。

（6）戴好听诊器，关闭球囊开关，向袖带内充气至肱动脉的搏动音消失，接着再往里充气，使水银柱继续上升 20～30mmHg。双眼保持与水银柱刻度平视，打开球囊开关，以每秒 4mmHg 的速度均匀、缓慢地放气，不可太快。

（7）水银柱下降期间，当听到清晰的第一声搏动音时所代表的刻度，就是被测者的收缩压。接下来会一直听到搏动音，当搏动音突然变得很弱或者消失听不见时，所指示的刻度就是舒张压。

（8）如果测量过程中，血压值过于异常，或者测量者没有听清楚，应当先将袖带内的气体排尽，水银柱再次降至"0"刻度，稍等片刻之后再进行第二次测量。一般不可连续测量超过两次，以测量所得的最低结果为准。

（9）测量结束后，取下袖带，挤压排尽空气，关闭球囊的开关，折叠好之后放入盒子里。一定不要忘记将血压计的盒盖向右倾斜 45°，使水银完全回流槽内，再关闭水银槽的开关，合上盒盖。如果不将水银回流，就会导致下一次使用时水银柱出现断裂，水银的挥发也会变得很快。

16. 测量血压有何注意事项

（1）被测量者在测血压前半小时之内，应当禁烟酒、禁咖啡，禁止摄入会造成兴奋刺激的食物。如果是刚刚运动过，也要在安静的环境下，坐着休息至少 10 分钟，使情绪平稳下来，心情放松下来，活动或紧张的情绪会导致测出的数值偏高。

（2）取坐位测量时，坐姿要正确，身体放松，不要讲话，肘部不能离开桌面，上臂缠袖带后使袖带高度的 1/2 处与心脏保持在同一水平位置。

（3）测量血压最常用的部位是上臂肱动脉。测量时手心朝上，上卷衣袖露出上臂（衣袖要宽松）并将袖带均匀地缠在上臂上。

（4）袖带的下缘距肘窝约 2cm 且必须松紧适度。缠得过紧，测得的血压偏低，而过松则偏高。

（5）天热时要将袖口挽起，以露出大半个上臂为准，脱袖最好。天冷时，在不影响保暖的前提下，尽可能地减少测量手臂的衣服，以免因为衣服太多致血压值偏高。

（6）测量时，应把袖带的标记布置于手臂的内侧，空气管正对着手掌的中指。

（7）测血压过程中如发现血压有异常，应等待一段时间后重新测量，而不能立刻在同侧手臂测量。如果两臂血压差异比较大，以值高的一侧为准。

（8）正常人每天 24 小时中的血压会有波动，测量血压时需要将测量时间记录下来，一般睡眠中与清晨较低，下午至睡觉前较高。所以，高血压患者如需定期监测血压，每次最好遵循一定的时间、部位、体位进行测量，以便对照。

（9）记录血压测量的数值，将其做成血压测量登记本，这些都是就诊时医生需要的您血压控制情况的资料。

（10）老年患者最常见的高血压类型是单纯收缩期高血压，还有白大衣高血压、隐性高血压，体位性低血压也较为多见，还有可能表现为假性高血压（收缩压偏高）与假性低血压（收缩压偏低）。因此对于特殊的老年人，每次应测量 2 次或多次血压，并计算平均值。

（11）肥胖患者上臂围较大，如果袖带过小、过短，测得的血压往往比真实值偏高。因此，上臂粗或肱二头肌发达者，需要使用更长更宽的袖带来压迫肱动脉。

17. 为什么要做动态血压监测

使用自动血压监测仪测定一个人昼夜 24 小时内每间隔一定时间内

的血压值称为动态血压监测。

　　理想的血压控制应该包括 24 小时内的血压控制。动态血压监测能够提供治疗过程中休息与活动状态下、白天与夜间各时间段血压的平均值、血压的昼夜变化规律以及药物作用的持续时间，与偶测血压相比，更有利于医生根据血压高峰与低谷时间评价和选择降压药。做这个检查需要到医院使用自动血压监测仪，24 小时结束后再回到医院，在专用设备上回放数据，医生从中分析被测者 24 小时的血压情况。

18. 哪些人需要做动态血压监测

　　（1）白大衣高血压患者。这类患者往往在家自测血压不高，一到医院就会莫名的紧张，血压增高。

　　（2）血压控制不佳、波动大的患者需要进行动态监测，以了解血压升高的程度和昼夜规律，便于医生监测血压昼夜变化规律，调整治疗，指导合理用药。

　　（3）大多数高血压患者的血压上午高夜间低，变化曲线类似勺子，称为勺形。而有靶器官损害的高血压或继发性高血压夜间血压可显著升高，呈现非勺形或反勺形血压变化曲线。动态血压监测可发现这些规律，有利于指导患者合理用药，包括服药时间和品种。

　　（4）经过一段时间的药物调整，降压效果是否理想呢？有的患者非常细心，自己购买了血压计，每天多时段地进行测量。但是，并不是每个患者都可以做到这一点，此时，可以利用该技术了解血压控制情况，以期更好地治疗。

　　（5）有时候患者会同时存在心肌缺血或心律失常，医生可以将动态的血压监测与动态心电图结合，以了解心肌缺血或心律失常与血压高低的关系，以指导治疗。

19. 血压测量发生误差的常见原因是什么

　　（1）测量者技术误差

　　1）袖带误差：上臂中上段动脉管径较下段粗，血流量大，测得的血压值偏高，故充气袖带的位置应与心脏的高度在同一水平面上，袖带下缘距离肘前间距为 2 ~ 3cm。另外，充气袖带过长或过短、过宽或过窄都会导致误差，袖带过窄或过短会导致测得的血压值偏高，袖带过宽或过长则会导致测得的血压值偏低，而误把高血压诊断为正常。

2）听诊器听头位置：若将听诊器听头置于袖带之下，使得肱动脉除受到袖带压力外还受到听头的额外压力，使肱动脉开放过程延缓，测得的血压会低于实际值，因此选择听诊点位置时，应在捆好袖带后，触摸动脉最强搏动点，然后再放听诊器头，若偏离听诊点，听到的血压变音和由此做出的诊断，就难免会出误差。

3）充放气速度的把握：放气过快易致读数不准，甚至使水银柱上方产生负压，影响袖带与血压计管内的压力平衡，使结果偏高。若放气过慢，压迫时间过久，则会引起末梢血管瘀血，舒张压偏高，正确做法应是充气速度尽可能快些，放气则以每秒使水银柱下降 2 ~ 4mmHg 为宜。

4）另外，测量者应有足够耐心，在测量血压前应让患者先休息几分钟后再进行测量，而且隔几分钟后再复测血压，至少测 2 次以上才能确定可供临床参考的血压值。读数时水银柱顶端应与测量者的眼睛在同一水平面，否则会造成读数误差。

（2）受测者各方面因素对血压的影响

1）受测者会受到睡眠、饮食、环境、心情、气候、疼痛、劳累、吸烟饮酒、运动等因素的影响而致血压升高。如"白衣效应"，部分患者最初接触医务人员时会有不自觉的紧张、惊恐反应，多数需数十分钟平息，易造成误诊误治；再比如寒冷可使末梢血管收缩，血压升高；身体过度受热可使外周血管扩张，血压下降，故常见冬季血压较高，夏季血压较低。

2）受测者衣袖厚度亦会影响血压，衣袖越厚，消耗的压力越大，对肱动脉的压力越小，血压测定值会偏高，甚至衣袖过厚会影响听诊而致误差。

（3）血压计缺点所致误差

由于测量原理的限制和人在辨识过程中存在的延迟，该法测得的血压值收缩压较真实值低而舒张压则较真实值高；此外读数完全依赖于人的听觉、视觉的敏感度和协调程度，存在主观性，数值精确度不高，并且难以标准化。另外，听诊易受外界振动的干扰，导致低血压不易测出等。所以普通百姓家庭想自备血压计时，还是建议购买臂式血压计，减少非专业操作带来的误差。

20. 为什么要学会自己测量血压

很多人会疑惑，有必要学会自己测量血压吗？在诊室测量血压不是更准确吗？众所周知，长期高血压会对心脏、脑、肾脏等靶器官带来严重的损害，且原发性高血压目前尚无根治的办法，为了最大程度降低脑卒中、冠心病和心脏猝死的发生率及死亡率，降压治疗是目前最有效的措施。然而，血压易受环境、活动、情绪及药物等多种因素的影响而发生波动，因此，高血压患者要经常、准确地了解血压值及波动情况，且自测血压值最好不超过 135/85mmHg。

据一项调查显示，目前中国只有不到 7% 的高血压病患者能坚持每天自测血压，超过 40% 的患者只有在发生头晕、头痛等症状时才测量血压，有 3.1% 的患者甚至半年才测量一次血压，而这些忽视自己血压的举动往往都会导致病情延误，造成严重的后果。定期家庭自我测量血压是高血压患者了解血压水平的一种非常可靠的实用方法，其意义主要有如下几点：

（1）患者每天不同时间段测量血压，了解不同时间段血压波动情况，能更好地掌握服用降压药的时间。

（2）作为诊室测量血压的补充，将自测结果提供与医师，可以帮助医师更准确地评估患者病情，调整用药。

（3）可以减少对医师的依赖性，提高医生的诊疗效率，减少患者的医疗费用。

（4）对于之前未发现高血压病的患者而言，一旦自测发现高血压，就可以及时就医，避免盲目投医，盲目用药。

（5）对于超过 20 周的孕妇而言，自测血压也是非常必要的，因为一旦确诊了妊娠高血压就须监测血压，防止出现先兆子痫。

（6）患者能真切地感受到服用药物、限盐、戒酒、减重等手段对血压控制的积极作用，纠正服药不规律、不重视非药物治疗的不良习惯。

（7）高血压人群以中老年人居多，为了快捷、准确的测量血压，建议家庭使用电子臂式血压计，水银柱式血压计测量值虽较为准确，但因其操作技术要求高，只建议由专业人士使用。

21. 测量血压应该测哪边肢体

在一般情况下，我们通常是以测量右上臂的血压为主，因为一般情况下，人的右手血压会比左手高 10 ~ 20mmHg。我们测血压时测的是肱动脉血压。右手肱动脉来自于头臂干的分支，左手肱动脉来自左锁骨下动脉。头臂干和左锁骨下动脉都来自于主动脉，而头臂干是主动脉较大的分支，左锁骨下动脉分支较小，所以右边血压自然比较高些。对于首次就诊者我们应左、右臂同时测量，并予记录。

22. 为什么每次测量的血压值不同

每次门诊时都会遇到患者疑惑："医生，为什么我每次连续两次测量同一只手的血压会不一样呢？是我的血压计不准？还是我操作不对？"其实，人的血压如同水流一样，会受重力影响而波动，每时每刻的血压情况当然会不一样，且血压会因吸烟、运动、情绪、环境因素、沐浴、饮酒、温度变化、袖带松紧度、睡眠情况、姿势等因素而波动，在连续两次测量血压后，只要前后两次血压值相差不超过正负 5mmHg 都算是正常的，故建议患者在同一时间段、同样环境、同一侧上肢、同样的心情状态下以同样姿势测量血压。

五、发现血压升高的简单应对

23. 发现高血压该怎么办

　　高血压患者多数无任何不适，即使有些症状如头痛、头晕，也因为较轻，而不会引起患者注意或重视。大多数患者在健康体检或患其他疾病时方发现有高血压，所以高血压的发现往往有其偶然性。一旦发现高血压，既不要着急，也不能听之任之。

　　诊断高血压不能以一次血压测量为准，首次发现血压偏高后，应间隔 1～2 周再测量。如果多次测量血压高于 140/90mmHg，就应考虑有高血压。有条件的话最好能作一次 24 小时动态血压监测，以进一步了解 24 小时内的血压变化，并排除"白大衣"高血压。确诊为高血压后应注意以下几个问题：

　　（1）查找可确定的高血压病因，排除继发性高血压。我们通常所说的高血压病即原发性高血压，是一种终生疾病，目前尚不能治愈。继发性高血压则由其他疾病引起，高血压只是其中的一个症状而已，所以又称症状性高血压。只要能去除病因，继发性高血压是可以治愈的。常见的继发性高血压包括嗜铬细胞瘤、原发性醛固酮增多症、慢性肾炎、大动脉炎、库欣综合征等引起的高血压，需要进行血液检查、B 超、CT 甚至血管造影等方可确诊，最好能到大医院心血管专科进行确诊，以排除可以纠正的继发性因素。对于难以控制，尤其是联合使用 3 种或更多抗高血压药物，仍未能控制的高血压，更应注意排除继发性高血压。

　　（2）确定是否存在靶器官损害和心血管疾病。如诊断考虑患有原发性高血压，且血压较高，并且估计可能已持续一段时间，则最好做进一步检查以了解全身各脏器的受累情况，这对于掌握病情和指导用药都有很重要的意义。一般需要找心血管医生作详细的体格检查，如听诊颈动脉、腹部动脉和股动脉，注意有无杂音；触诊甲状腺；详细检查心肺；检查腹部，注意有无增大的肾脏、肿块和异常主动脉搏动；检查下肢，注意有无水肿和动脉搏动情况，然后根据情况有选择性地做心电图、心脏彩超、胸部 X 线、尿常规、肾功能和眼底等检查。

（3）降压治疗的选择。在选择治疗方面，目前存在两种观点：一种是确诊高血压病后主张马上用药，另一种观点认为可先进行非药物治疗 3～6 个月，如无效再服药。结合美国最新的高血压防治指南，对于高血压前状态（120～139/80～90mmHg），应先改变生活方式，一般无须使用抗高血压药物，但如果同时有糖尿病或慢性肾脏疾病，收缩压 ≥ 130mmHg 或舒张压 ≥ 80mmHg，应酌情选择抗高血压药物治疗；对于收缩压 ≥ 140mmHg 或舒张压 ≥ 90mmHg 的高血压病患者，在非药物治疗基础上，主张开始药物治疗。对无并发症的大多数患者，首选噻嗪类利尿剂，也可酌情选用血管紧张素转换酶抑制剂、血管紧张素 Ⅱ 受体阻滞剂、β 受体阻滞剂、钙通道阻断剂或联合用药。对于有并发症者，则根据各类药物的特点进行选择（后详述）。高血压患者的非药物治疗包括减肥、控制体重、加强锻炼戒烟限酒、低盐低脂饮食、劳逸结合、保持心情舒畅等。高血压患者如果通过 3～6 个月的非药物治疗，血压控制良好，可继续维持，如无效，则应口服降压药物，不能因为年轻或无症状而不愿用药。药物是目前最为有效的治疗高血压的方法，患者一定要到专科就诊，选择适合自己的降压药物，严格按照医嘱进行服药治疗。

一旦服用降压药，就要坚持每天服药，切不可三天打鱼，两天晒网，更不应该血压升高时服药，降到正常范围后就自行停用，同时我们也应当注意饮食生活的调节。

24. 高血压病需要做哪些检查

已经确诊为高血压病的患者，可做以下检查：

（1）基本项目：血常规、尿常规（蛋白、糖和尿沉渣镜检）、肾功能、血糖、血脂、血钾、超声心动图、心电图、胸部 X 线片等。

（2）推荐项目：可根据病情需要和条件进一步检查：① 24 小时动态血压监测：有助于诊断白大衣高血压，发现隐蔽性高血压，判断血压升高的严重程度，了解血压昼夜节律，指导降压治疗以及评价降压药物疗效；②眼底检查；③颈动脉超声；④血同型半胱氨酸水平；⑤踝臂血压指数等。

（3）选择项目：怀疑继发性高血压的患者应测定血浆肾素活性、血和尿醛固酮、血和尿皮质醇、血游离甲氧基肾上腺素及甲氧基去甲肾上腺素、血和尿儿茶酚胺、动脉造影、肾和肾上腺彩超、CT 或 MRI，以及睡眠呼吸监测。对有合并症的高血压患者，应进行相应的脑功能、心功能、肾功能检查。

25. 高血压不同合并症的降压目标

目前一般主张高血压病患者的血压控制目标应 < 140/90mmHg。高血压患者合并糖尿病、慢性肾脏疾病、心力衰竭、病情稳定的冠心病等疾病时，血压控制目标更严格，应 < 130/80mmHg。对于舒张压低于 60mmHg 的冠心病患者，血压应在密切监测下逐渐达标，防止血压过低影响冠脉灌注。老年收缩期高血压患者，收缩压控制目标 < 150mmHg，若患者能耐受血压目标可控制在 < 140mmHg。应尽快将血压控制在目标范围内，但不宜降压过快，一般情况下可根据患者病情在数周内或数月内将血压降至目标范围内。年轻、发病时间短的患者可较快达标，年老、发病时间长或已有靶器官损害或并发症的患者，血压达标时间可放缓。

六、目前降血压药物基本知识

26. 降压药物的分类和用法

目前常用的降压药物分为五大类：利尿剂、β 受体阻滞剂、钙通道拮抗剂（CCB）、血管紧张素转化酶抑制剂（ACEI）和血管紧张素 Ⅱ 受体阻滞剂（ARB）。

（1）利尿剂：有噻嗪类、袢利尿剂和保钾利尿剂。噻嗪类使用最多，如氢氯噻嗪，其降压起效较平稳、缓慢，持续时间长，作用持久。适用于轻、中度高血压。利尿剂可增强其他降压药的疗效。大剂量使用容易出现低血钾症、乏力、尿量增多和影响血脂、血糖、血尿酸代谢等不良反应，故推荐小剂量使用。因影响血尿酸代谢，故痛风患者禁用。保钾利尿剂，如螺内酯，可引起高血钾症，不宜与 ACEI、ARB 合用，肾功能不全者慎用。袢利尿剂，如呋塞米，主要用于合并肾功能不全的高血压患者。

（2）β受体阻滞剂：该类药物主要抑制心肌收缩力和减慢心率而发挥降压作用，如美托洛尔，其降压起效较强而且迅速。适用于不同程度的高血压患者，如心率较快的中、青年患者或合并心绞痛和慢性心力衰竭者，对老年人高血压疗效较差。药物不良反应主要有心率降低、乏力、四肢发冷。急性心力衰竭、病态窦房结综合征、房室传导阻滞患者禁用。

（3）钙通道拮抗剂（CCB）：该类药物分为二氢吡啶类和非二氢吡啶类。前者以硝苯地平为代表，后者有维拉帕米和地尔硫䓬。根据药物作用持续时间，钙通道拮抗剂可分为短效和长效。钙通道拮抗剂降压起效迅速，降压疗效和幅度强，联合其他类型的降压药物能明显增强降压效果，对血脂、血糖代谢无明显影响。适用于老年性高血压、合并糖尿病、冠心病或外周血管病患者，长期应用还具有抗动脉粥样硬化的作用。主要不良反应是开始应用时有反射性交感神经兴奋，导致心率增快、面部潮红、头痛、下肢水肿等。非二氢吡啶类抑制心肌收缩和传导功能，不宜在心力衰竭、心脏传导阻滞患者中使用。

（4）血管紧张素转化酶抑制剂（ACEI）：该类药物起效缓慢，3～4周达到最大作用，限制钠盐摄入和联合使用利尿剂可使药物起效迅速、作用增强，如卡托普利。适用于伴有心力衰竭、心肌梗死、房颤、蛋白尿、糖耐量减退、糖尿病肾病的高血压患者。不良反应为刺激性干咳和血管性水肿。高血钾症、妊娠妇女、双侧肾动脉狭窄患者禁用。用药期间应定期监测血肌酐和血钾水平。

（5）血管紧张素Ⅱ受体阻滞剂（ARB）：该类药物起效缓慢，但作用持久平稳，低盐饮食或联合利尿剂应用可增强降压效果。应用该类药物后不良反应少，不引起刺激性干咳，患者依从性好。治疗对象和禁忌证与血管紧张素转化酶抑制剂相同。

降压药物的选择应根据患者心血管危险因素情况、靶器官损害、并发症、降压疗效、不良反应以及药物费用等方面综合考虑。大多数无并发症的患者可单独或联合使用上述五类降压药，治疗应从小剂量开始。一般认为2级高血压患者（收缩压 > 160mmHg，和/或舒张压 > 100mmHg）开始治疗时即可采用两种降压药联合治疗，有利于血压较快达到目标值，减少不良反应。

我国临床推荐应用联合治疗方案：二氢吡啶类 CCB+ACEI/AEB，二氢吡啶类 CCB+β 受体阻滞剂、二氢吡啶类 CCB+ 噻嗪类利尿剂、ACEI/ARB+ 噻嗪类利尿剂。三种降压药联合治疗一般包括利尿剂：二氢吡啶类 CCB+ACEI/ARB+ 噻嗪类利尿剂。降压治疗的益处主要是通过长期控制血压达到的，所以高血压患者应进行长期降压治疗。当确立有效治疗方案控制血压后，仍应继续治疗，不应随意停止治疗或频繁改变治疗方案。患者与医师之间应保持沟通，让患者和家属参与制订治疗计划。

（6）降压中成药：中成药对于治疗高血压既有较好的疗效，又服用方便。传统医学认为，高血压病在临床上分为肝阳上亢型、瘀血阻络型、气血亏虚型、肾精不足型、痰浊上扰型、阴阳两虚型等。针对肝阳上亢型高血压：用愈风宁心片、牛黄降压片、天麻钩藤颗粒、脑立清丸、安脑丸、养血清脑颗粒等具有清肝、平肝、潜阳的作用；针对瘀血阻络型高血压：用松龄血脉康胶囊、全天麻胶囊，有平肝潜阳，活血化瘀作用，用于高血压伴血脂升高，肢体麻木者；针对阴虚阳亢型高血压：六味地黄丸、杞菊地黄丸、知柏地黄丸等具有滋肾养肝作用；针对阴阳两虚型高血压：金匮肾气丸、桂附地黄胶囊等宜阴阳双补。这些中成药是国家基本医疗保险目录的药品。

（7）其他经典抗高血压药物

1）中枢性降压药：如可乐定，过去认为其降压是通过兴奋延髓背侧孤束核突触后膜的 α2 受体，抑制交感神经中枢的传出冲动，使外周血管扩张，血压下降。后来研究表明其也作用于延髓腹外侧区的咪唑啉受体，使交感神经张力下降，从而降压。适用于中度高血压兼有溃疡病的高血压患者。不良反应有口干、便秘、嗜睡、抑郁等。其他药物有莫索尼定。

2）血管平滑肌扩张药：如硝普钠，在血管平滑肌内代谢产生一氧化氮，直接松弛小动脉和小静脉平滑肌。用于高血压急症的治疗，高血压合并心力衰竭或嗜铬细胞瘤发作引起的血压升高。

3）神经节阻滞剂：此类药物有樟磺咪芬、美卡拉明、六甲溴铵。其对交感神经节和副交感神经节均有阻断作用，对效应器的具体效应则视两类神经对该器官的支配以何者占优势而定。

4）α1 受体阻滞剂：本类药物有哌唑嗪、特拉唑嗪、多沙唑嗪。其主要通过阻断 α1 受体降低动脉血管阻力，增加静脉容量，增加肾素活性，不易引起反射性心率增加。主要用于中度及重度高血压，常与利尿药和 / 或 β 受体阻滞剂合用。不良反应主要有首剂现象。

5）去甲肾上腺素能神经末梢阻滞剂：本类药物有：利血平、胍乙啶、倍他尼定和胍那决尔。其主要通过影响儿茶酚胺的贮存及释放产生降压作用。

6）钾通道开放药：本类药物有米诺地尔、吡那地尔和尼可地尔。主要使钾通道开放，钾外流增多，细胞膜超极化，膜兴奋性降低，Ca^{2+} 内流减少，血管平滑肌舒张，血压下降。

7）其他降压药，有前列环素合成促进药沙克太宁、肾素抑制药雷米克林、5-HT 受体阻断药酮色林、内皮素受体阻断药波生坦等。

8）常见复方降压制剂。

27. 什么时候需要使用静脉降压药物

血压突然和显著升高（超过 180/120mmHg），同时伴有进行性靶器官功能不全的表现，即高血压急症。此时需选择静脉制剂快速降压。首先复测血压证实无误，评估有无靶器官损害。中枢神经系统症状为：意识障碍、视力下降、复视、单侧肌力下降等；循环系统症状为：胸痛、端坐呼吸、心脏杂音、肺部啰音、腹部杂音等；泌尿系统症状为：腰痛、尿少、水肿等。

高血压的形成及预防

一、高血压的形成

28. 高血压是怎么引起的

高血压的发生与多种因素有关，也就是说，导致高血压的原因有很多，下面就给大家简单介绍一下高血压是如何引起的。

多盐饮食：生活中很多人吃得很咸，这类人往往容易患高血压，因为盐中含有大量的钠离子，钠离子具有吸附水液的作用，从而引起血容量增加，血压的升高就是由这种因素引起的。而食盐摄入量低的人群很少发生高血压。

含饱和脂肪酸多的饮食：这类食物主要含有动物油、肥肉、蛋黄等物质，经常进食这类食物，容易出现血液中甘油三酯、胆固醇浓度增高。如果血脂的浓度过高，就会沉积于血管壁的内膜上，最终使血压升高。

经常饮酒：一个人总是饮酒的话，心跳就会容易加快，甚至导致心脏搏出血量增多，同样可引起血容量增多，从而引起血压升高。

长时间的精神紧张：一个人经常处于某种压力下，或者长期从事注意力高度集中的工作，或经常处于紧张、焦虑等情绪中，就容易影响神经系统的调节功能，从而造成血压升高。

遗传因素：遗传因素也是导致高血压的重要原因。我们所见的很多高血压患者，都具有一定的家族性高血压，也就是说有家族高血压病史的人，更容易引发高血压。

肥胖：高血压病患者往往是肥胖的，因为肥胖会引起血容量及心排量增加等问题，还会使升血压激素的活性增高。另外，肥胖会引起离子转运功能缺陷，因而引起高血压。

总之，引起高血压的主要原因就是这些，希望大家可以积极重视这些原因。当然，如果大家在生活之中养成好习惯的话，还是可以完全预防高血压，但是要是患上的话就不容易治疗了。

29. 哪些人群易患高血压

具有高血压发病因素或者与发病因素密切相关的人，患高血压的几率会相对偏高，属于高血压易患人群。具体来说，以下几类人是高血压的易患人群：

（1）有长期过咸饮食习惯者和有长期吸烟、酗酒等不良嗜好者。

（2）长期从事需要精神高度集中的工作者，如司机、飞行员、售票员、会计等。

（3）直系亲属中有高血压患者的，这是遗传基因所致。

（4）肥胖者，特别是腹部肥胖的人。

（5）长时间缺乏体力活动者。

（6）心胸狭窄、急躁易怒或对自己要求过高、办事过分谨慎者。

（7）长期口服避孕药者。

30. 预防高血压有哪些常见误区

我国高血压患者约有 1.6 亿，但高血压的知晓率、治疗率及控制率仍很低，高血压教育普及仍不够。当前，人们对高血压的认识还存在一些误区，这也是目前高血压病患者数逐渐增多的重要原因。下面就提出人们常见的几个误区：

（1）不咸的食物不会吃到"钠"，可以多吃些：大部分高血压患者都知道应该减少盐的摄入量，于是平时就常吃饼干、冰激凌等甜食，认为这些食物中不含盐，可以多吃。这种想法是错误的。我们不能仅仅靠口感来判断食物中的含钠量。我们平时食用的那些甜食，如饼干、果脯、巧克力等，其实也含有大量的钠盐。因为一方面，甜食中加盐会更甜；另一方面，加盐也有助于食物的贮存。

（2）植物油多吃没有关系：很多人知道预防高血压要控制脂肪摄入量，少吃肥肉、少吃动物油，于是认为植物油多吃也没有关系。其实，植物油和动物油提供的热量是一样多的，食入植物油过多，自然产生的热量也多。过多的热量会迅速转化成脂肪储存，体重就会增加，血压会随着体重的增加而增高。多吃植物油并不能使血中原有胆固醇降低，却可使胆结石的患病率比吃普通饮食高2倍，因此，植物油多吃也是无益的。

（3）无须限制糖的摄入：平时生活中，很多高血压患者在日常生活中限制钠盐和脂肪的摄入，对糖的摄入却没有限制。其实这种习惯是很不科学的。长期的高糖摄入，会导致机体对血糖的利用不完全，经肝脏转化成脂类，从而引起血脂水平升高、血管硬化程度加重、外周阻力增大而引起血压升高。另外长期摄入高糖，会加重心肌肥厚，进一步加重高血压和冠心病的发生率。

（4）喝葡萄酒可以降血压：人们常说喝红酒有益于身体健康，有助于预防心脏血管疾病，有抗癌、抗氧化、抗菌、保护肝脏、调节免疫、防辐射等作用。这是因为红酒中含有一种叫白藜芦醇的天然化合物，这种物质可以抗血小板聚集，预防动脉粥样硬化和心脑血管疾病。但实际上，普通红酒中白藜芦醇的含量并不高，远远不够膳食补充剂量，对降压起不到多大的作用。研究表明，喝红酒有改善微循环的作用，但没有降低血压的作用。所以，对于那些从来不喝酒的人来说，尤其是高血压人群，最好是不喝酒，包括红酒。

（5）老年人血压高点没有关系：不少人误认为随着年龄的增长，血压增高是一种生理现象，这一错误的认识尤其在老年人中较为突出，有些患者也因此得不到及时的诊断和有效的治疗。其实，非同日3次测得

血压 ≥ 140/90mmHg，即可诊断为高血压，不论年龄大小，都要接受治疗。

（6）高血压与青年人无关：随着社会的不断发展，年轻人面对的压力越来越大，高血压也越来越年轻化，已经成为危害年轻人健康的一大棘手问题。以前年轻人的高血压主要是继发性高血压，现在很多年轻人的高血压都是原发性的。这种高血压和生活方式关系很大，比如肥胖、熬夜、吸烟、喝酒、长时间打游戏等。

（7）无症状者不在乎：一般情况下，高血压患者会出现头晕、头痛、耳鸣、心悸、失眠等症状，但无症状高血压患者却像正常人一样，没有任何不适。于是很多人认为没有症状就没有高血压，这种观念是错误的。无症状高血压大约可以占到高血压患病率的一半，且潜在的危险性更大，往往更容易引发脑血管意外，危及生命。所以即使是身体强壮的人，也不能掉以轻心，应尽早预防无症状高血压。

二、高血压的日常生活预防

31. 预防高血压在饮食上应注意什么

在高血压的预防中，合理营养十分重要。合理膳食能显著降低高血压、冠心病和脑血管意外等疾病的发生率。饮食原则应掌握以下几点：限盐，清淡饮食；控制体重和热量，防止肥胖；控制脂肪的摄入量，食物脂肪的热能比应控制在 25% 左右，最高不宜超过 30%；多吃富含维生素 C 的食物，如蔬菜、水果等；保证摄入足够的钙，每日摄入 800 ～ 1 000mg；主食中宜多吃粗粮、杂粮，如糙米、玉米等，少吃精米、精制面粉等；饮食定时定量，少量多餐，晚餐少而精，清淡易消化。

食疗是预防高血压很重要的一种方法，我们经常看到或者听到某食物可以降血压，这到底有没有科学根据呢？下面，我们就一起探讨一下，下列常见的几种食物是否真的有降压效果。

（1）芹菜可以降血压吗？芹菜含有蛋白质、脂肪、糖类、膳食纤维、维生素 B_1、维生素 B_2、维生素 C、烟酰、钙、磷、镁、钾、钠、有机酸等营养物质，能够扩张血管，具有平肝降压的作用，能有效地治疗原发性高血压、老年高血压和妊娠高血压。同时，芹菜中还有利尿成分，可以消除体内水钠潴留，降低血压。

（2）豆类食品对控制血压有疗效吗？豆类能够泻钠盐，其富含钾元素，还富含蛋白质，还含有 B 族维生素、膳食纤维及钙元素等成分，具有良好的抗氧化作用，能防止血脂的氧化，降低总胆固醇和甘油三酯的含量。同时大豆的营养不会因为加工而改变。豆类食物种类繁多，因此，享受不同种类的豆子，大饱口福的同时，在保持血压、血管和血压方面均有一定的功效。

（3）多吃鱼、海藻能够抑制血压升高吗？鱼的脂肪属于不饱和脂肪酸，在常温状态下不凝固，人体难以贮存这类油脂，不饱和脂肪酸可增加高密度脂蛋白胆固醇，减少甘油三酯，使血流顺畅，因此抑制了血压升高，同时鱼肉能够健脑，增强记忆力和学习能力。而海藻富含钾、镁、钙等矿物质及水溶性膳食纤维，能够将钠盐排出体外，保持血压平稳。海藻的另一个特点是热量几乎为零，是理想的减肥食品。

（4）香菇有降血压功效吗？香菇与其他蘑菇类食品一样，富含维生素、矿物质及膳食纤维等具有保健效果的功能性成分。香菇嘌呤是香菇特有的营养成分，能够抑制人体分泌导致血压升高的儿茶酚胺，从而达到预防高血压的作用，此外，香菇嘌呤与肝脏的胆固醇形成有关，能够降低低密度脂蛋白胆固醇，预防动脉硬化。

（5）颜色鲜艳的蔬菜对抑制血压有好处吗？积极地大量食用富含钾的蔬菜有助于降压，比如菠菜、油菜、芥菜等绿叶菜及竹笋等，能够起到抑制血压升高的作用。蔬菜还富含膳食纤维，植物纤维能够排除肠道内的钠及有害物质，降低胆固醇，抑制血糖升高，可有效地预防和改善与高血压相关的各种病症。

（6）山楂能降压吗？山楂因其酸甜爽口，深受人们喜爱。它所含有的三萜类和黄酮类成分，具有强心、降压、镇静、降低血脂的作用。

（7）喝牛奶对预防高血压有好处吗？牛奶营养丰富，容易消化吸收，人称"白色血液"，是理想的天然饮品。牛奶中含有蛋白质、脂肪、糖类、钙、磷、维生素 A、维生素 B_1，以及人体所需的氨基酸等营养物质。牛奶中所含的钾可以使动脉血管在高压时保持稳定，减少中风的发生。牛奶还具有降低胆固醇、润肠通便、预防动脉硬化的作用。可见，每天坚持喝牛奶在预防高血压方面是有好处的。

（8）您知道哪些水果有降压作用吗？很多水果中含有大量的维生素，具有利尿、降压、促进人体新陈代谢、减少胆固醇在血管壁的沉积、软化和扩张血管的作用。如苹果、荸荠、西瓜、猕猴桃、菠萝、葡萄等。

32. 预防高血压要注意什么生活方式

随着社会经济的发展，人们生活水平的提高，生活节奏的加快，高血压病的发病率越来越高。养成良好的生活习惯对预防高血压有很好的效果。

（1）戒烟禁酒对降压有好处。流行病学调查显示，饮酒多者高血压的患病率升高，且患病率与饮酒量成正比。以往人们认为，饮酒之所以能升高血压，是因饮酒时多进食肉类食物及咸食所致，现在则认为主要由于饮酒促进机体多种增高血压的内分泌激素分泌，如促肾上腺皮质激素、肾上腺皮质激素、儿茶酚胺增多等。其次，酒精可使人体细胞膜电解质转移异常，如促进钙离子进入细胞内。每日饮白酒超过 500g 的男性，患高血压病的可能性较不饮酒者增加 40%；与饮酒次数比，饮酒量对血压的影响更大。另外，吸一支烟后心率每分钟增加 5 ~ 20 次 / 分，收缩压增加 10 ~ 25mmHg。这是为什么呢？因为烟叶内含有尼古丁（烟碱），会兴奋中枢神经和交感神经，使心率加快，同时也促使肾上腺释放大量儿茶酚胺，使小动脉收缩，导致血压升高。尼古丁还会刺激血管内的化学感受器，反射性地引起血压升高。由于吸烟者血液中一氧化碳血红蛋白含量增多，从而降低血液的含氧量，使动脉内膜缺氧，动脉壁内脂的含氧量增加，加速了动脉粥样硬化的形成。因此，戒烟可以在一定程度上降低高血压的发病率。

（2）适宜的居室环境有助于血压降低。居室应清静，过度嘈杂会给人们带来烦恼，使精神紧张，损害神经系统和心脑血管的功能，导致血压升高；室内良好的通风、清新的空气可使患者心情舒畅，缓解精神紧张；同时床铺舒适，高低合适，软硬适中，对提高睡眠质量有很大的帮助，也有助于降低血压。

（3）高质量的睡眠有助于血压降低。美国曾做过的一系列调查表明，睡眠时间越短，血压上升的危险性越大，睡眠时间不足 5 小时的人患高血压的几率是睡眠时间 7 ~ 8 小时的人的两倍以上。不同的人的必要睡眠时间也有所不同，但也要保证至少 6 小时以上，同时，睡眠中的灯光和声音均能刺激血压升高。所以安静舒适的睡眠环境也不可缺少。

（4）午睡也能降血压。睡眠时血压是最低的，不仅夜间的睡眠有助于降压，白天的睡眠也有助于降压。进入睡眠 15 分钟后，血压即开始缓慢下降，30 分钟时血压则可降低 15 ~ 20mmHg。因为睡眠能舒缓紧张的心理，可减轻与血压上升有关的交感神经的作用，达到降压的效果。

（5）听喜欢的音乐可平稳血压。血压是根据自主神经的活动进行调节的，交感神经活跃时，血压上升；副交感神经活跃时，血压下降。而听音乐可使副交感神经的作用处于上风。因此，寻找您喜爱的，能够让您放松身心的歌曲，多听它们，可以平稳您的血压。

（6）性生活时切忌过度兴奋。据调查，性行为的高压（收缩压）最高值可比平时高 50mmHg 以上，虽数据可能有个体差异，但是血压上升是绝对的。过度兴奋，血压容易急剧升高，引发其他疾病。若平时血压尚稳定，对此问题没有必要过于敏感。但过度疲劳和睡眠不足时应减少性生活。

33. 怎样通过运动预防高血压

在正常运动时，血压会呈现上升趋势，主要表现在收缩压会随着运动的强度增加而上升，舒张压则变化不大。由此造成了脉压差增大的现象，这是人体正常的生理反应，因为人体在运动时所需要的氧气供应比平时增加，氧气的需要量是通过血液来得到补充的，要让更多的血液输送到全身去，心脏就只能增加工作量，血压就会升高，正常情况下，休息后血压即会很快恢复至正常。

既然运动时血压会升高，高血压患者为什么还要进行运动锻炼呢？因为运动能锻炼神经、锻炼心脏、锻炼血管、锻炼肌肉，这些对身体是非常有益的。运动时的血压升高只是暂时的，对人体并没有什么危害，而且长期的锻炼能够使血压降低和稳定。

（1）如何锻炼才能有效预防高血压？平素运动时要循序渐进，逐渐增加运动量和运动强度，做好准备活动，不可骤然增加运动强度。运动时放松全身肌肉，不要紧张用力，避免做推、拉、举之类的静力性力量练习。

（2）运动前该做哪些准备工作？注意周围环境气候：夏天应避免中午艳阳高照的时间；冬天要注意保暖，防中风。饥饿时或饭后一小时不宜做运动。

（3）哪些锻炼可以降血压？进行有氧运动。常见的有氧运动有快步走、散步、慢跑、骑自行车、健身操、登山、打太极拳、练气功等。要避免锻炼肌肉的运动，像举杠铃，俯卧撑之类的，预防血压突然升高。

34. 预防高血压在心理方面要注意什么

上海交通大学医学院附属仁济医院心内科主任医师毛家亮说："心身疾病就是指由社会心理因素作为主要原因参与发病的躯体疾病。高血压就是一种心身疾病。"社会环境因素的骤变，尤其是不良社会事件或应急状况的产生，能轻易引起情绪紧张，导致血压升高。第二次世界大战期间，被围困在前苏联列宁格勒市达三年之久的人，高血压患病率从战前4%升到64%。城中的人终日应付疲劳轰炸，等候亲人的逝世讣告，期待参军通知，应对停电停水，人们长期处于焦急与抑郁情绪中，高血压发病率大幅度增高。

人格决定人对环境的独特适应性，而高血压的发生可以说是心身系统不能适应环境变化的结果。环境变化包括自然界的，也包括社会的。

生活中常有所谓的紧张事件，认识往往能决定一个人对紧张事件是否适应以及适应的强度和持续时间，而这恰恰是造成高血压病的重要因素。若是高血压患者都能有一颗平静的心，面对事情时能冷静处理，那么，血压也就不会出现大幅度的变化，这样就可以大大降低高血压的发病率。

平时可运用以下几种方法来缓解情绪，降低高血压的发病率：

（1）自我暗示解除不良情绪：平素难免会出现情绪紧张的现象，自我难以放松，不利于血压保持正常。自我暗示疗法可以有效得缓解这种情况，且简便易行。进行自我暗示时，可保持站姿，或者采取坐姿，还可以躺着。

1）保持心情平静，排除杂念。心里反复默念"放松—放松—放松"，同时将意念集中于脚心的涌泉穴，想象全身的病气、怒气、疲劳之气全部由涌泉穴出，排至体外。此方法每天至少3次，做时最好保持站姿，每次不要少于3分钟。

2）晚上洗脚时，将双脚放到热水盆中。两眼微闭，面带微笑。心里默念"放松—放松"，同时将意念集中于脚心的涌泉穴，把全身的病气、不愉快情绪及疲劳感一一排入了水中。时间持续3分钟。此方法也可在晚上淋浴时进行。

（2）学会释放怒气：人们在生活中难免遇到一些令人生气的事，要把心中的愤怒采取适宜的方式在适当的场合释放出去，平息内心的压力，而不是经常把愤怒压抑在心灵深处，这样会因为怒火迫使血压升高。因此，学会在适当时间采取适当的方式释放心中的怒气，也是一种行之有效的自我心理调试方法。

（3）学会排解郁闷：可以经常参加一些活动，学习一些自己感兴趣的东西，或者到公园跳舞、下棋。总之，要让自己的生活和内心充实，才不会因为小事生气。

三、高血压的四季预防

35. 春季如何预防高血压

春季是一年的开始，天气逐渐转暖，大地万物复苏，整个自然界生机盎然，气温变化较大，早晚和中午的温差较大。风是春季的主气，往往易患由风所致的一些疾病。从季节和脏腑的关系上说，春季和肝的关系密切。肝为风木之脏，应于青色，为刚脏，往往乘脾犯胃，除了本身病以外往往连及其他脏器，而这段时期也是高血压病的高发期或活跃期。高血压病患者在这一时期的预防和治疗是非常必要的。

（1）饮食有度：平常不宜过量食用油腻、刺激性的食物，建议食用以新鲜的蔬菜水果为主，多注意各种营养的均衡摄入，不要胡吃海塞，以免引起肠胃功能负担过重，影响睡眠质量，不利于降压。特别是晚餐，建议尽量以清淡的流质或者半流质易消化的汤类、粥食为主。中医认为春季肝阳上亢，所以不可盲目进补，如果要进补应以清补为主。春季预防高血压，切忌因担心夜间多尿而不敢饮水，进水量不足容易使血液黏稠，诱发脑血栓的形成，因此建议平时一定要注意补充水分。

（2）娱乐有制：平时娱乐一定要有节制，特别是睡前不要参加过于兴奋的娱乐活动，要学习控制自己的情绪，要注意限制娱乐时间、娱乐项目。有高血压倾向的人建议少参加如 K 歌、打麻将、打牌这些相对较激情的游戏。娱乐要坚持以健身为目的，不要太在意结果，不可过于认真或者激动，保持平衡的心态更有利于防治高血压。

（3）运动有节：注意运动应暖和，以适应春气。适当加强体育锻炼，注意劳逸适度，以增强体质的抗病能力。并要让身心感到舒畅、活泼，以使身体与春气相适应。生活中应注意心情愉快，切忌恼怒。

36. 夏季如何预防高血压

从立夏开始到立秋前这一段时间是夏季。夏季是高血压病情加重或出现并发症较多的季节，这是因为夏季人体的睡眠质量下降，易造成自主神经紊乱，入睡后迷走神经兴奋，血管收缩，致使夜间血压升高，有可能导致出血性中风。而血压的波动还受到情绪的影响，如果血压波动大，还会使心、脑、肾发生严重的并发症，甚至危及生命。

（1）勤喝水：夏天温度较高，出汗较多，可使血液浓缩，血液的黏稠度增高，出现血小板等凝集成小栓子，可引起心肌梗死及脑血栓形成等严重疾病。因此，夏天要主动饮水，不可待口渴后才饮水，每次200～300ml，一天2000ml左右。

（2）饮食以清淡为主：夏天的饮食应以清淡为宜，适当增加富含钾、镁的食物，如新鲜蔬菜水果中的芹菜、黄瓜、大蒜、绿豆及香蕉等。因钾和镁既可保护心血管，又可促进钠的排泄，有利于保持血压稳定。

（3）适当的午睡：夏天气温较高，日长夜短，常使老人睡眠不足，这将影响血压的稳定，故夏天应创造温度适宜而幽静的休息环境，除夜间有足够的睡眠时间外，每天还可午睡1小时左右，这将有利于保持血压的稳定。

（4）适当的运动：在夏天，健身锻炼仍可适当进行，但应避免在高温、高湿和通风不良的环境下进行。值得注意的是，一定要适度，不可盲目加大运动量，以防能量消耗过大，影响血压和体温调节中枢，诱发血压猛增，甚至危及生命。

37. 秋季如何预防高血压

秋天天高气爽，大地呈现一片收获景象。气温变化大、昼夜温差大、气温偏低，人体受到寒冷刺激后，会导致交感神经兴奋，全身毛细血管收缩导致脑部缺血缺氧加速了血栓的形成。同时气候干燥，人体消耗水分多，容易造成体内缺水，血液黏稠度高，血流减慢，最后血容量不足可导致缺血性脑中风。

（1）饮食方面：预防高血压应该选择清淡类的饮食。人参类食物有升压作用，在人体休克的时候容易引起脑血管破裂，尤其不能多吃。芹菜的降压效果非常好，还有降糖、降血脂的功效，很适合患高血压和高血脂的人群食用。科学制定进补方案：采用低盐食疗法，每日盐的摄入量 ≤ 5g。多吃木耳、蘑菇和黑豆、黄豆等清补食物。海参属于滋阴类补品，既可增强体力，又不会引起高血压，也是上佳的滋补品。同时，男性在进补时还要注意少吃辛辣的食物。

（2）运动方面：不适合大幅度的运动和竞争性强的活动，一些耐力练习和有氧运动，如快走、慢跑、骑自行车等都能降压。运动时间控制在身体微微出汗就行，切忌剧烈运动，这样会使血压突然升高，出现危险。

（3）情绪方面：此季节应当适当调整情绪，因为遍地落叶和萧瑟的秋风，会引起人们情绪的波动。所以应特别注意防秋燥，别动怒，尽量保持心情愉快，多散步。

38. 冬季如何预防高血压

冬天低温使体表血管弹性减低，外周阻力增加，使血压升高，进而导致脑血管破裂出血；同时寒冷的刺激还可使交感神经兴奋，肾上腺皮质激素分泌增多，从而使小动脉痉挛收缩，增加外周阻力，使血压升高。因此冬天宜加强血压的监测和预防，注意防寒保暖，适当进行体育锻炼，如慢跑、打太极拳，但最好避开清晨等气温较低的时段。饮食应以富于营养的食物为主，既补阴又补阳，适当选用具有温热性质的动物类或植物类食物，但也不能过于滋腻。

（1）合理膳食：冬季防治高血压也应先从饮食入手，减少钠盐的摄入量，每日控制在 6g 以内，多食产热量高和营养丰富的食物，如瘦肉、鸡、鱼、豆制品等，尽量少吃油腻食物，戒烟戒酒，养成科学健康的饮食习惯。除此之外，还应注意保持大便通畅。做好这些细节，冬季高血压就能得到较好的控制。

（2）暖身体：应尽量避免严寒刺激，尤其寒潮侵袭之时，气温骤降会使患者血压骤增，极易发生意外，因而，在及时添加御寒保暖衣物之外，坚持户外散步、打太极拳等和缓文体活动可增强身体耐寒性，防治高血压突然来袭。负离子在此时也大有用场，通过对身体各项机能的修复，人体免疫力增加，对抗寒冷刺激能力变强，有效避免了突发高血压的发生概率。

（3）保持良好心态：心脑血管系统是人生命的活力来源，影响人体各项器官功能，同时，人体各个器官的功能反应也都会直接影响到该系统，这一点在高血压患者身上表现得尤为明显。当情绪激动，出现大喜大悲、忧郁、暴躁、恐惧、受惊等情绪时，人的血压会快速升高，极可能引起急性心脑血管疾病，严重时威胁患者性命。在控制情绪方面除了自我节制外，不得不提负离子的作用，研究表明，被人体吸收的负离子能够有效影响人体内分泌，对自主神经高级中枢及自主神经系统有良好的调节作用，从而使人精神放松，消除焦虑、抑郁情绪。

四、高血压的地域预防

39. 不同地域如何预防高血压

我国高血压的发生率，还有地域的不同，总的来说，北方高于南方，城市高于农村。那么，身处不同的地域，又分别该如何预防高血压呢？

（1）岭南地区：岭南人在长期生活中，形成了许多有益于健康的生活方式，构成了岭南养生文化，其中的饮食养生文化，对预防代谢综合征及其心脑血管病具有十分重要的意义。岭南之餐饮，以清淡著称，清者清而不腻，用油适当，淡者淡而不咸。饭前喝汤可抑制食欲，防止过食而肥胖。喜好喝茶，对于预防动脉粥样硬化有疗效。喜食水果，应季水果种类繁多。这些对于高血压的预防也有好处。

不过，岭南地区夏长冬短，终年不见霜雪，日照时间较长，太阳辐射量较多，以广东省为例，全省各地的年平均日照时数达 1450 ~ 2300 小时。由于这种气候特点，人们夜间睡眠时间较短，经常熬夜，甚至吃夜宵，这种主客观因素的相结合同样容易引起高血压。另外，岭南属东亚季风气候区南部，具有热带、亚热带季风海洋性气候特点，全年气温较高，加上雨水充沛，湿气较明显，这也是引起高血压极其重要的原因，从中医证型看，痰湿为高血压病的常见病理因素。

所以，岭南地区的人们预防高血压应少熬夜，少吃夜宵，减轻胃肠负担，同时保持上述良好的餐饮习惯，适当加强运动，通过发汗来增加湿气的排出。

（2）北方地区：在中国，高血压的患病率从南方到北方呈增高趋势，除西藏外（受高原影响），黑龙江省的高血压患病率居全国之首。该地区高血压患病率除可能与寒冷因素有关外，还与这里居民的较多不良生活习惯有关，如嗜咸、吸烟、过量饮酒和少运动等。我国人群盐摄入量高于西方国家，北方又高于南方，北方每天为 12～18g，南方每天为 7～8g，而世界卫生组织建议用量为不超过 6g，有研究表明，每人每天盐摄入量由 4.2g 增至 12g，可使 15% 的青年人和 50% 的老年人血压升高 5mmHg，多数青年人的血压升高 1～3mmHg，寒冷地区人群食盐摄入量高，是高血压的重要危险因素之一。另外，寒冷地区过量饮酒人群较大，年龄分布也较大。尤其是冬季漫长，更易过频、过量饮酒，因此过量饮酒也是寒冷地区高血压的危险因素之一。同时，寒冷地区人群食肉较多，热量摄入较高，故高血压发病较多。寒冷地区冬季较长，气温较低，不便户外活动，故明显缺乏体育运动和体力活动。这样，寒冷地区人群热量摄入量较大，体力活动又较少，故超重和肥胖者较多，这也促进了高血压患病率的增高。还有，北方地区吸烟人群也较多，增加了高血压的发病率。

为此，北方地区预防高血压，一方面，要养成良好的饮食习惯，限制钠盐的摄入量，少吃含盐高的食物，如腌菜、咸鱼、咸肉等，多吃蔬菜；另一方面，还应加强体育锻炼，控制体重；限制饮酒，戒烟；同时要注意保暖。

（3）高原地区：海拔在 3000m 以上的地区被称为高原地区，其特点为气压低，氧分压也相应降低，易导致人体缺氧。高原高血压症是指在平原地区血压正常，进入高原后才有血压增高，舒张压在 90mmHg，收缩压在 140mmHg 或以上者。这种患者如返回平原，血压会恢复正常，病会不治自愈。凡欲进入高原的人在进入之前都应作体格检查，有高血压病、心脏病、肾脏病者，不宜进入高原。已经进入高原的人，要注意劳逸结合，不要过于紧张，注意休息，保证充足的睡眠，防寒保暖，少喝酒、少吸烟、少吃盐，多吃水果、蔬菜，当出现头痛、头昏、耳鸣等高血压症状时，应及时就医诊治。

五、高血压的体质预防

40. 不同体质如何预防高血压

高血压是一种由遗传因素和环境因素等共同作用引起的疾病，高血压的发病有一定的体质基础和后天因素。我们在预防高血压的过程中，应结合患者不同的体质特点，辨证和辨质相结合，做到因人制宜。国医大师王琦将体质分为平和质、气虚质、阳虚质、阴虚质、痰湿质、湿热质、血瘀质、气郁质和特禀质九种。根据临床高血压患者发病情况，结合体质学说发现，各不同体质高血压的发生率为：痰湿质最高（38.14%），之后依次为阴虚质（18.48%）、湿热质（10.88%）、气虚质（8.12%）、气郁质（7.47%）、血瘀质（5.64%）、阳虚质（4.72%）、平和质（3.54%）、特禀质（3.01%）。那么这九种体质分别有何不同？日常生活中该如何区分呢？不同的体质又该如何预防高血压的发生呢？

（1）平和体质

总体特征：阴阳气血调和，以体态适中、面色红润、精力充沛等为主要特征。

形体特征：形体匀称健壮。

常见表现：体态适中，面色红润，精力充沛，睡眠良好，二便正常，舌质淡红，苔薄白，脉和有神。

心理特征：性格随和开朗。

适应能力：对自然环境和社会环境适应能力较强。

中医辨体描述：平时性格随和开朗，患病较少，对自然环境和社会环境适应能力较强。

高血压预防措施：饮食应有节制，多吃五谷杂粮、蔬菜瓜果，少食过于油腻及辛辣之物。运动上，年轻人可适当跑步、打球，老年人可适当散步、打太极拳等。

（2）气虚体质

总体特征：元气不足，以疲乏、气短、自汗等气虚表现为主要特征。

形体特征：肌肉松软不实。

常见表现：平时气短懒语，容易疲乏、精神不振，易出汗，舌淡红，舌体胖大，边有齿痕，脉象虚缓。

心理特征：性格内向，不喜冒险。

适应能力：不耐受风、寒、暑、湿邪。

中医辨体描述：气虚体质易患感冒、疲劳综合征、肺不张、贫血、营养不良、重症肌无力、胃下垂、直肠脱垂、神经性尿频，女性易患生殖脱垂等。

高血压预防措施：饮食宜多吃具有益气健脾作用的食物，如粳米、小米、大麦、白扁豆、土豆、白薯、红薯、山药等，少吃耗气的食物，如槟榔、空心菜。避免劳动或剧烈运动。不要过于劳作，以免损伤正气，可做一些柔缓的运动。

（3）湿热体质

总体特征：湿热内蕴，以面垢油光、口苦、苔黄腻等湿热表现为主要特征。

形体特征：形体中等或偏瘦。

常见表现：鼻部油腻或油光发亮，易生痤疮或疖疮，口苦或嘴里有异味，皮肤易瘙痒，大便黏滞不爽，小便短赤，舌质偏红，苔黄腻，脉濡数。

心理特征：容易心烦急躁。

适应能力：对夏末秋初湿热气候，湿重或气温偏高环境较难适应。

中医辨体描述：湿热体质易患疮疖、脂溢性皮炎、复发性口疮、慢性膀胱炎、胆结石、胆囊炎、特异性结肠炎等。

高血压预防措施：饮食宜清淡，多吃甘寒、甘平的食物，如薏苡仁、莲子、茯苓、红小豆、绿豆、冬瓜、丝瓜、西瓜、莲藕等，少吃胡桃仁、狗肉、香菜、辣椒、花椒、酒等甘酸滋腻之品及火锅、煎炸、烧烤等辛温助热食品。盛夏暑湿较重的季节，减少户外活动。可以做些大强度、大运动量的锻炼，如中长跑、游泳、爬山、各种球类、武术等。

（4）阴虚体质

总体特征： 阴液亏少，以口燥咽干、手足心热等虚热表现为主要特征。

形体特征： 形体偏瘦。

常见表现： 口燥咽干，喜冷饮，面色潮红，手足心热，大便干燥，舌红少津，脉细数。

心理特征： 性情急躁，外向好动，活泼。

适应能力： 耐冬不耐夏，不耐受暑、热、燥气候。

中医辨体描述： 阴虚体质易患高血压、心律失常、卒中、咽炎、肺结核、糖尿病、顽固性便秘等疾病。

高血压预防措施： 饮食宜多吃甘凉滋润的食物，比如黑芝麻、鸭肉、百合、豆浆、银耳、木耳、梨等，少吃狗肉、虾、韭菜、辣椒、葱、蒜等性温燥烈之品。只适合做中小强度、间断性的体育锻炼，可选择太极拳、太极剑、气功等。

（5）气郁体质

总体特征： 气机郁滞，以精神抑郁、忧虑脆弱等气郁表现为主要特征。

形体特征： 形体瘦者为多。

常见表现： 胸胁胀满，心烦，爱生闷气，常感闷闷不乐，情绪低沉，易紧张焦虑不安，易多愁善感，肋部乳房胀痛，咽部有异物感，舌红，苔薄白，脉弦。

心理特征： 性格内向不稳定、敏感多虑。

适应能力： 对精神刺激适应能力较差，不适应阴雨天气。

中医辨体描述：气郁体质易患抑郁症、妇女脏躁、胸痛、肋间神经痛、经前期紧张综合征、乳腺增生、月经不调、消化性溃疡、慢性咽痛等疾病。

高血压预防措施：饮食宜吃小麦、高粱、香菜、葱、蒜、萝卜、海藻、金橘、山楂、玫瑰花等行气、解郁、消食、醒神之品。睡前避免饮茶、咖啡等提神醒脑的饮料。尽量增加户外活动，可参加运动量大的锻炼，如中长跑、游泳、爬山、各种球类、武术等。另外可多参加集体性的活动，解除自我封闭状态，多结交朋友，及时向朋友倾诉不良情绪。

（6）阳虚体质

总体特征：阳气不足，以畏寒怕冷、手足不温等虚寒表现为主要特征。

形体特征：肌肉松软不实。

常见表现：平素畏冷，手足不温，喜热饮食，大便溏薄，小便清长，舌淡胖嫩，脉沉迟。

心理特征：性格多沉静、内向。

适应能力：耐夏不耐冬，易感风、寒、湿邪。

中医辨体描述：阳虚体质易患肥胖、骨质疏松、关节痛、风湿性关节炎、类风湿、水肿、痛经、月经延后、闭经、性功能低下、性冷淡等疾病。

高血压预防措施：饮食上宜多吃容易"发"（甘温益气）的食物，比如牛羊狗肉、葱、姜、蒜、鳝鱼、韭菜、辣椒、胡椒等，少食生冷寒凉食物，如黄瓜、藕、梨、西瓜、山楂等。可做一些舒缓柔和的运动。夏天不宜做过分剧烈的运动，冬天避免在大风及空气污染的环境中锻炼。自行按摩足三里、涌泉等穴位，或经常灸足三里、关元穴。

（7）痰湿体质

总体特征：痰湿凝聚，以形体肥胖、腹部肥满、口黏苔腻等痰湿表现为主要特征。

形体特征：形体肥胖，腹部肥满松软。

常见表现：皮肤油脂较多，多汗且黏，胸闷，痰多，口黏或甜，舌苔白腻，脉滑。

心理特征：性格偏温和、稳重，多善于忍耐。

适应能力：对梅雨季节及湿重环境适应能力差。

中医辨体描述：痰湿体质易患高血压、糖尿病、高脂血症、痛风、冠心病、肥胖症、代谢综合征、脑血管疾病等。

高血压预防措施：饮食宜清淡为原则，多吃葱、蒜、海藻、海带、海蜇、胖头鱼、萝卜、金橘、芥末等食物，少吃海参、肥肉及甜、黏、油腻的食物。平时多进行户外活动，衣着应透气散湿，经常晒太阳或进行日光浴，长期坚持运动锻炼。可酌情服用化痰祛湿方药预防血压升高。

（8）血瘀体质

总体特征：血行不畅，以肤色晦暗、舌质紫黯等血瘀表现为主要特征。

形体特征：胖瘦均见。

常见表现：平素面色晦暗，易出现褐斑，易出现黑眼圈，胸闷胸痛，女性可出现痛经、闭经，或经血紫黑有块，舌质黯有点、片状瘀斑，舌下静脉曲张，脉象细涩或结代。

心理特征：易烦、健忘。

适应能力：不耐受寒邪。

中医辨体描述：血瘀体质易患中风、高血压、胃溃疡、冠心病、偏头痛乳腺炎、子宫肌瘤、月经病、失眠等。

高血压预防措施：饮食可多吃香菇、金橘、紫菜、萝卜、柚子、山楂、醋、玫瑰花、红糖、黄酒、葡糖酒、白酒等具有活血、散结、行气、疏肝解郁作用的食物，少吃肥猪肉等滋腻之品。应戒烟酒。可进行一些有助于促进气血运行的项目：太极拳、太极剑、舞蹈、步行等。保健按摩可促进经络畅通，达到稳定情绪的作用。

（9）特禀体质

总体特征：先天失常，以生理缺陷、过敏反应等为主要特征。

形体特征：过敏体质者一般无特殊；先天禀赋异常者或有畸形，或有生理缺陷。

常见表现：没有感冒时也会打喷嚏，没有感冒时也会鼻塞、流鼻涕，因季节变化、异味原因而咳喘，容易过敏（对药物、食物或花粉），皮肤易起荨麻疹，皮肤因过敏出现紫癜，皮肤一抓就红，易出现抓痕。

心理特征：随禀质不同情况各异。

适应能力：适应能力差，如过敏体质者对易致过敏季节适应能力差，易引发宿疾。

中医辨体描述：过敏体质者易患哮喘、荨麻疹、花粉症及药物过敏等；遗传性疾病如血友病、先天愚型等；胎传性疾病如五迟、五软、解颅、胎惊等。

高血压预防措施：饮食宜清淡、均衡，粗细搭配适当，荤素配伍合理。少吃荞麦、蚕豆、牛肉、鹅肉、虾、蟹、茄子、酒、辣椒、浓茶、咖啡等易过敏食物。平时保持充足的睡眠时间，增强体质。

六、不同年龄的人如何预防高血压

41. 老年人如何预防高血压

老年人为高血压病多发人群，早期认为老年高血压是血压随着年龄增长而升高的生理现象，但长期研究表明，老年性高血压是危害老年人生存和生活质量的重要因素。中医强调未病先防，老年人对高血压的预防显得尤为重要和迫切。

首先，应从改变生活方式入手，包括定期检测血压、减轻体重、合理膳食、适当增加体力活动和运动、保持心理平衡、戒烟等。各种非药物措施干预试验的结果提示，减轻体重和限制钠盐摄入是降低血压最有效的措施。

其次，适当进行体育锻炼对平稳血压有较好的帮助。但体育锻炼强度宜适中，不宜过大，时间不宜过长，以 20 ~ 30 分钟为宜。可以进行散步、慢跑、打太极拳、练气功等一些锻炼，现在兴起的广场舞也不失为一种良好的体育锻炼方式。

再次，保持乐观心态，良好的心态对血压的控制极为重要。

最后，戒烟限酒，每日饮酒精量不超过 25g，可使收缩压下降 2～4mmHg。

42. 中青年如何预防高血压

国内最近一次医院门诊人群高血压抽样调查显示，在新出现的高血压病例中，35～45 岁的患者越来越多，约占 63%，远高于其他年龄组，其中有 1/3 的患者就诊前不知道患有高血压。

现代社会生活节奏快、工作压力大、精神紧张以及不健康的生活方式和肥胖是导致中青年高血压患者越来越多的重要原因。中青年人工作繁忙应酬多，特别是一些 40 岁左右的白领精英阶层，三餐不定，坐多动少，加班熬夜，抽烟喝酒，加上夜生活频繁，饭局多，长期在饭店吃饭，摄入过多高能量、高脂肪、高蛋白、高胆固醇的食物，同时缺乏运动，脂肪消耗少，堆积在体内，体重增加，是导致高血压的重要原因。

一要，要养成良好的生活习惯，从健康膳食、健康生活方式做起，饮食要规律、适量、清淡、定时定量、少食盐，戒烟酒，增加水果和蔬菜的摄入。二要，要劳逸结合，进行有规律地运动，特别是有氧运动每天至少要做 20～60 分钟，如散步、慢跑、游泳、太极拳等。三要学会放松，对工作、对生活保持良好心态，利用各种途径舒缓心理压力。遇到不愉快事件和压力事件时应进行自我心理调整，采取正确的应对和缓解压力的措施，尽量减少或避免负性情绪对血压的影响。四要多关注自身身体健康，定时体检，如果确诊为高血压，应在医生指导下积极进行必要的治疗，选择合适的降压药物。即使是"临界高血压"，也应采取积极的防治措施。

43. 更年期如何预防高血压

更年期出现的高血压叫做更年期高血压，是更年期综合征的症状之一。是由于女性卵巢功能衰退，雌性激素分泌减少导致，内分泌失调，自主神经功能紊乱，从而导致睡眠不好、情绪不稳、烦躁不安等，引起血压波动。应注意以下几个方面：

（1）控制食盐摄入：女性到更年期时要注意食盐的摄取量，像一些咸菜、腐乳等都属于高钠食品，应在限制之列。

（2）严格控制烟酒：我们都知道吸烟有害健康，但是过量饮酒也会增加更年期高血压的病情。因此，更年期高血压病患者应严格控制烟酒。

（3）限制含糖食品：由于不少女性在步入更年期后，体内的新陈代谢会比较缓慢，这时候很容易出现肥胖的情况，所以要少吃甜的蛋糕、甜饼、甜点心、糖果等。

（4）食用低胆固醇食品：平时更年期女性需要多食用一些低胆固醇食品，比如牛奶、淡水鱼等。

（5）多吃新鲜蔬菜：更年期女性还应该注意平时对新鲜蔬菜的摄入量，像芹菜、豆角以及西红柿等，都有益于高血压疾病的恢复。

更年期是身体老化的一个标志，是一个正常生理过程，要解除思想顾虑，不要有任何恐惧与忧虑。情绪不稳定是引起更年期高血压的重要原因之一，因此，要注意保持情绪稳定，不要大喜大悲，不要让精神受到较大刺激。生活要有规律，保持良好睡眠。在饮食上要注意多吃些蔬菜和容易消化的食物，少食或不吃辛辣油腻的食物，减少食盐摄入量等。同时，要积极参加力所能及的劳动和体育活动，养成良好的生活习惯。通过合理地饮食生活调理和治疗，大多数更年期高血压都能得到治愈或缓解。

44. 妊娠期如何预防高血压

（1）容易引发妊娠高血压的情况

1）年轻初孕妇及高龄初产妇容易患高血压，尤其是年龄小于 20 岁，或大于 40 岁；初次怀孕，对于孕期营养不了解或压力大，过度紧张等都易造成高血压。

2）家族中有高血压或肾炎、糖尿病病史者。

3）有血管性疾病、肾病及糖脂代谢异常的女性；超重或营养不良的女性。

4）子宫张力过高，如羊水过多、双胎、多胎、糖尿病、巨大儿及葡萄胎等。

5）曾有重度子痫前期、不明原因胎死宫内或胎盘障碍、胎儿生长受限的病史，以及有抗磷脂综合征的女性再次妊娠也属于高危人群。

（2）预防妊娠高血压

1）规律进行产前检查，做好孕期保健工作。妊娠早期应测量1次血压。

2）孕期的基础血压，以后定期检查，尤其是在妊娠36周以后，应每周观察血压及体重的变化，有无蛋白尿、头晕等自觉症状。

3）注意休息和营养。休息和营养对于任何孕妇来说都是十分必要的，而对于妊娠高血压的孕妇来说尤其如此。孕妇日常饮食要科学、营养，孕期要保持对蛋白质、多种维生素、叶酸、铁剂的补充；同时要注意饮食不要过咸，尽量避免食用腌制食品或者其他具有强烈刺激性的食物，以保证孕妇和胎儿的健康。

4）注意既往史。如果孕妇有肾炎史、高血压史，或者是此前怀孕时出现过妊娠高血压的话，应及时将详细情况告知医生，以接受专业的指导。同时了解孕妇的外祖母、母亲或姐妹是否曾经患妊娠高血压病。如果有这种情况，就要考虑遗传因素了。对于这种高危人群，就更应该增强对孕妇高血压的监护。

一般来说，患有妊娠高血压的孕妈应多吃鱼肉、瘦肉、蛋类、奶制品以及新鲜的蔬菜，尤其要多吃西洋芹和鱼肉，同时每日补钙1～2g也可以预防妊娠期高血压的发生。

45. 儿童如何预防高血压

高血压不是成年人的专属疾病，儿童也会出现血压升高的情况。患高血压的儿童可表现为头晕、眼花、头痛、呕吐、呼吸困难、心力衰竭等。但因血压是逐渐升高，约半数的患儿并无任何症状，或早期症状轻微，加之小孩不会或很少能正确诉说症状，以致常被家长忽视，这也是小儿高血压易被漏诊的原因。想要发现小儿高血压，应注意下列蛛丝马迹：情绪异常波动，脾气不好，烦躁易怒，常在兴奋后情绪低落精神不振，这些都有可能是激动后血压升高引起的不适；睡眠不稳定，一般儿童都容易进入熟睡，血压偏高儿童，常难深睡，易惊醒或多噩梦；精神不集中，常伴多动或被疑为多动症；有的孩子表现出懒惰、易疲劳的状况，活动、劳动后面色发白、喘息；以及饮食不正常、易患小灾小病等。有这些情况的儿童都应去测测血压，及时发现异常。

预防儿童高血压的出现，应做到以下几点：

（1）要养成良好的饮食习惯，饮食宜清淡少盐，多吃蔬菜、水果，适量吃高脂、高胆固醇的食物。孩子的饮食要尽量做到定时定量，防止偏食，少吃零食和甜食。

（2）要消除精神紧张和压力，在学习上要避免精神负担，有张有弛，劳逸结合，特别在考试中要情绪稳定，心情舒畅，从而防止血压升高。

（3）要有病早治。凡有高血压家族史的孩子应定期或不定期地检测血压，若发现血压有偏高的迹象，应即刻采取治疗措施。同时，还要注意防治引起继发性高血压的一些疾病，如上呼吸道感染、急性肾炎等。

（4）要鼓励儿童多运动。儿童在生长发育期参加体育运动十分必要，运动既可消耗体内过多的热量，还能增加肺活量，增强心肺功能和心肌收缩力，对孩子的智力和体力发育均有很大裨益。对于肥胖儿，体育运动亦是减肥的有效措施，再辅以饮食的限制，才可奏效。此外，禁止孩子吸烟、酗酒，排除噪声的影响，也是预防措施之一。

总之，从小养成良好的卫生习惯和健康的生活方式，是预防高血压病行之有效的措施。对于儿童高血压的治疗，建议到正规的、专业的医院进行详细检查，以便及时发现并予以及时治疗。

46. 有家族高血压病史能预防高血压吗

据美国研究显示，有高血压和心脑血管病家族史的人，如果养成良好的生活习惯，可以降低患高血压的风险。研究发现，不同的生活方式可降低或增加高血压基因的危害，其中尤以饮酒、抽烟和运动三种生活习惯最为明显。高血压基因对抽烟和喝酒的人所产生的影响要大于不抽烟和不喝酒的人；同样，对有高血压家族史的人来说，不常运动比经常运动的人更易患高血压。

有高血压家族史患者，建议定期测量血压，去医院查心电图、血脂、血糖。如果心电图有问题就要去专科找医生看看，再根据医生的建议做进一步检查。如果心电图正常，血压不高，血脂血糖都没有问题，平时工作和生活都要劳逸结合，适量运动，减压，饮食少盐，尽量不熬夜，保证睡眠。

患者可通过改变自己的行为方式，培养对自然环境和社会的良好适应能力，避免情绪激动及过度紧张、焦虑，遇事要冷静、沉着。当有较大的精神压力时应设法释放，向朋友、亲人倾吐或鼓励参加轻松愉快的业余活动，将精神倾注于音乐或寄情于花卉之中，使自己生活在最佳境界中，从而维持稳定的血压。

七、有其他疾病时如何预防高血压

47. 糖尿病患者如何预防高血压

2 型糖尿病患者大致有 70% 的人有高血脂症状，"三高"可是形影不离的小伙伴，所以 2 型糖尿病患者除了高血糖以外，还有 60% 的人合并高血压，糖尿病患者发生高血压是非糖尿病患者中患病率的 2 倍。

事实上，高血糖确实是糖尿病的一个重要组成部分，是脑血管病、心血管病和糖尿病微血管并发症的主要危险因素。

按照英国糖尿病前瞻性研究 UKPDS 的流行病学研究结果，收缩压每升高 10mmHg，糖尿病相关死亡率增加 19%，心肌梗死概率增加 13%，外周血管病变概率增加 30%，微血管病变概率增加 10%。

饮食方面，应尽量选择低血糖生成指数的食物。这就要求糖尿病患者尽量不吃或少吃单糖和双糖类碳水化合物，如蜂蜜、白糖和蔗糖等。

而且要注意粗细粮搭配，烹调方法要科学，粮食加工不宜过于精细，日常可吃些糙米饭，降低血糖，减少脂肪摄入量，增加膳食纤维量。

运动上，坚持每天锻炼 20 分钟，运动强度不宜过大，以散步、慢跑、打拳、羽毛球和乒乓球等项目为宜。

中午要有午休。

48. 冠心病患者如何预防高血压

高血压与冠心病存在着一定的联系。我国容易患上高血压的人非常多，平时总是喜欢吸烟的人群，还有高脂血症患者人群都非常容易诱发出现高血压。身体肥胖的人群，或者是缺乏体力活动的人群，也是非常危险的人群，患有糖尿病和有高血压家族史也是导致高血压的元凶，平时精神总是过度紧张的人群也较易患上高血压。同时，高血压还非常容易引起冠心病，是患上冠心病的一个重要的危险因素，而在冠心病患者中，很多人都会合并出现高血压。

为此，冠心病患者应首先注意劳逸结合。首先，在生活上，心功能良好的冠心病患者要结合病情适当安排休息和活动，每天要保持 8 小时睡眠与适当的午休，并轻松愉快地与家人在林荫道、小河边、公园散步，这对绝大多数冠心病患者都是适宜的。当然适当地做广播体操，打太极拳，对保持体力、促进血压恢复也十分有好处。其次，注意合理饮食，注意饮食结构的合理搭配；饮食不宜过饱、过快；最好忌不良嗜好，如烟、酒等。日常工作强度和活动量应听从医生指导，一般说，既要避免过于紧张以及人际关系的不良刺激，造成过度疲劳，又不要对上班顾虑过多而使意志消沉。如病情许可，应有意识地逐渐增加工作时间，使身体适应环境的变化，改善精神和心理状态。

如此，一方面可以预防高血压的发生，同时可以防止冠心病进一步加重。

49. 颈椎病患者如何预防高血压

颈椎病一直是让人们很头疼的一种疾病，对于患者而言，世界上最痛苦的事情，莫过于躺在床上却不能睡个好觉，颈椎天天疼痛麻木了。更严重的是，颈椎病还会引起高血压，这个你知道吗？

颈椎病会引起高血压，是因为颈上交感神经节附着于颈椎的横突上，或颈椎错位伤引起的无菌性炎症，或颈椎错位使横突移位，这些都会造成交感神经兴奋，而发生脑血管痉挛，血压升高。如果该种刺激持续存在，会继发性影响脑血管舒缩中枢功能，而发展成为全身小动脉痉挛，使血压持续增高。

为了避免颈椎病导致的高血压，在生活中，应该积极纠正生活中的不良姿势，比如在看电视、打牌、下棋时，注意坐的姿势，不要时间过长，最好能中间多活动几次，以免造成颈椎病。不要长期躺在床上看书或躺着看电视，以免使颈椎长期处于扭曲状态，而造成颈椎病。

另外，平时要注意颈部保暖，冬天外出时应戴上围巾，防止颈部受寒。夏天不要在电风扇或空调下直吹。出汗后不要马上用冷水冲洗。

高血压虽说不是绝症，但是一旦发病将会造成无法挽回的后果，特别是在颈椎病和高血压一起发作的时候，更是苦不堪言。因此颈椎病患者千万要及早治疗，做好保健护理，以免高血压的发生。

50. 代谢综合征患者如何预防高血压

代谢综合征是指人体的蛋白质、脂肪、碳水化合物等物质发生代谢紊乱的病理状态，是一组复杂的代谢紊乱症候群，是导致糖尿病和心脑血管疾病的危险因素。生活中可见很多代谢综合征患者，这类患者主要表现为代谢紊乱，极易并发高血压。为此，如何控制好血压对于这类患者恢复及预后显得很重要。

（1）高脂血症患者如何预防高血压？

首先，要做好饮食控制。甘油三酯增高的患者要吃低脂肪的饮食，碳水化合物也要适当控制，也就是说要少吃油脂、甜食和主食，还应忌酒。胆固醇增高的患者要少吃动物油脂和含胆固醇高的食品，如动物内脏、鱿鱼、鱼籽、蛋黄等。平时在饮食中多搭配食用如豆制品、黑木耳、洋葱、大蒜、海带、香菇、玉米、麦片、鱼类、绿茶等，它们都有助于降血脂。

其次，肥胖的人要减肥。要控制总摄入量，少吃含糖高和油多的食物，多吃新鲜蔬菜水果，并要增加活动，适当参加体力活动和体育锻炼，以使自己的体重能控制在理想的范围。

理想的血脂水平是：胆固醇 < 5.17mmol/L，甘油三酯 ≤ 1.7mmol/L，高密度脂蛋白胆固醇 ≥ 1.16mmol/L（男性）；≥ 1.42 ~ 1.68mmol/L（女性）。

（2）高尿酸血症患者如何预防高血压？高血压和痛风这两种疾病因相互影响而并发的几率较高，痛风患者并发高血压的几率则高达30%以上。有些学者认为高尿酸血症与高血压可能有相关性，并认为高尿酸血症是高血压的一个危险因子。日常生活中，坚持每晚用热水泡脚，这样对全身都是放松，也可以刺激脚底穴位，同时应经常按摩关节。饮食治疗应避免进食含高嘌呤的饮食。动物内脏、骨髓、海味等含嘌呤最丰富；鱼虾类、肉类、豌豆、菠菜等亦含有一定嘌呤；水果、蔬菜、牛奶、鸡蛋等则不含嘌呤。不能喝酒，不管是啤酒、白酒或红酒。宜多饮水，每天的饮水量应该在2 ~ 3L，以利于血尿酸从肾脏排出。适当进行体育运动和体力活动，如血压升高达到高血压的诊断标准，应及时到专科诊治。

（3）糖耐量异常患者如何预防高血压？糖耐量异常一般就是糖尿病前期，糖耐量异常患者较正常人发生高血压的几率明显增高，因此发现糖耐量异常，一定要认识到可能带来的危害，并密切监测血压。饮食方面，应严格控制糖及淀粉类的摄入量，早餐不要吃稀饭，中餐及晚餐进食量应较平时减少。如果较饿，两餐之间可以加一餐水果餐。杜绝吃零食，尽量不吃甜食，不喝任何饮料。不抽烟，不喝酒。多喝水，可适当喝绿茶和补充 B 族维生素及维生素 C。可在餐后 30 ~ 60 分钟后散步 30 分钟左右。

（4）肥胖患者如何预防高血压？体重过高可能会导致各种疾病，其中高血压是常见病之一。有人发现，身体超重的程度与高血压的发生也有关系，体重越重，患高血压的危险性也就越大。一个中度肥胖的人，发生高血压的机会是身体超重者的 5 倍多，是轻度肥胖者的 2 倍多。因此，肥胖患者应通过减肥来调控血压，一要严格限制饮食，对于轻度肥胖的人，没有必要过分在意饮食，只要进行适当体育锻炼，并注意不要太多摄入主餐以外的食物就可以了。至于中度以上肥胖者，首先要禁食高糖类饮食，以后再根据体重和其他反应加以调整。其次要节制薯类、肥肉以及油脂含量高的干果和油料仁等，多吃蔬菜和水果等低热量食物，这样既可减轻饥饿感，又能供给充足的无机盐和维生素。二要坚持每天进行 1 ～ 2 小时的体育运动。

51. 高血压临界值者如何预防血压升高

生活中很多人血压处于临界值，这时候人们显得很疑惑和焦虑：这个阶段是否应该吃降压药，防止血压升高，还是应该怎么办？其实，这个时候首先应该改变自己的不良生活习惯和嗜好，饮食上遵循低脂、低盐、戒烟、限酒的原则，保持清淡均衡的饮食，多食高纤维食物，减少进补、甜食和高胆固醇饮食，不熬夜，适当增加运动。超重者要逐步减轻体重。然后把心态放轻松，不要过度紧张和焦虑。加强血压监测，如果一段时间后，血压仍处于临界值或者有升高趋势，建议找专科医生适当服用降压药。

52. 白领人群如何预防高血压

在临床上，医生们发现，高血压患者的发病年龄趋于年轻化，特别是高收入、高职位、应酬多的中青年白领人群正成为高血压的"新宠"，但由于这些人的高血压发现率低，我们称之为高血压"隐形族"。下面介绍几种白领预防高血压的小招数：

（1）多走动：白领高血压多发与缺少运动有关。白领人群因为长期坐办公室，容易积累脂肪，容易超重、肥胖。有研究显示，肥胖和超重的人患高血压的概率，比普通人要高出许多。因此，白领们在上班期间，也要时常走动一下，在午饭后可以外出活动一下，这样有利于预防高血压。

（2）适量运动：白领人群应该加强体育锻炼。运动不仅能增强体力，而且能帮助调节压力，释放体内多余的脂肪，对于预防高血压疾病有很大作用。

（3）饮食清淡：白领人群应该注意饮食清淡。高血压发病的重要原因是摄入盐过量。因为盐摄入多了，体内的钠离子对肾的负担就越重，肾吸收的钠离子多了就会增加血容量，而衡量血压高低的指标就是血容量、心输出量和血管张力，在同等条件下，血容量越多，血压就会越高。因此，预防高血压应该注意少吃食盐，同时，白领预防高血压疾病，还应该注意不要太油腻，饮食要低脂低盐，清淡为主。

（4）使用电脑每半小时要休息一会儿：白领人群使用电脑时间过长，容易导致高血压疾病。这是因为使用电脑时间过长，精神高度集中，容易造成视疲劳和精神紧张，使血压波动，因而建议在电脑前每工作半小时，就要站起来走走，休息五分钟，向远处眺望，缓解疲劳，远离高血压。

（5）多饮茶：喝茶对于预防高血压等心血管疾病非常有用，因为茶叶中所含的类黄酮等抗氧化剂非常多，可以有效降低高血压的发病率。

高血压康复

一、高血压中药药物康复

53. 中医如何认识高血压

　　高血压病是现代医学的病名，古代中医无相应的疾病名称记载，因头痛、头晕、目眩、耳鸣多为其主要临床症候，因此大多数医家将其中医病名归属于眩晕、头痛的范畴。其记载最早见于《内经》，如《素问·标本病传论》中云"肝病头目眩，胁支满"、《灵枢·五邪》曰"邪在心，则病心痛喜悲，时眩仆"等，其所述的"目眩""眩仆"等不同的名称，即类似于现今的高血压病。后世医家在此基础上又有所扩展，如"冒眩""目瞑""眩运""眩晕"等病名。

　　但临床中发现，许多高血压患者并没有眩晕、头痛等症状，仅仅是在体检或门诊就诊时发现血压升高，甚至收缩压达到 200mmHg 以上，对心、脑、肾等靶器官具有严重损害，此时运用"眩晕""头痛"来命名高血压未免有些牵强附会。针对这一情况，现代中医学者王清海教授对《黄帝内经》进行深入剖析，发现中医的"脉"对应了西医的血管，而血压升高相当于脉管胀满，因此，可将"脉胀"作为高血压的中医命名，并用中医"血脉理论"来诠释高血压病的病因病机及辨证论治规律。

中医认为高血压的发病原因主要为先天禀赋不足，情志失调，饮食不节，过度劳或逸等因素，从而导致机体肝肾阴阳平衡失调。

遗传方面，高血压有一定的遗传性，中医认为是先天禀赋不足。

情志方面，情志失调则指喜怒忧思悲等情志的变化，长久持续的情志刺激可使人体的气机紊乱，脏腑的阴阳失衡，气血失调导致高血压发病。

饮食方面，我们要禁食肥甘厚味，特别是老年人要少吃，中医学认为：肥者令人内热，热郁化火，甘者令人中满，难以消化，就会造成动脉硬化，血压升高，另外少吃盐，少饮酒。

中医认为，劳力过多，耗伤元气，经脉有所失养，老年人尤其要避免劳神过度，劳神过度就会伤阴，阴虚则阳亢。安逸过多也不行，中医说"久卧伤气，久坐伤肉"，越是不动，气血就越不流畅，导致脾胃功能异常，痰湿内生，而发为本病。

高血压病的病机则主要是由于风、痰、火三者作用于肝肾，相互转化、演变，使气机逆乱，阴阳失调，而产生高血压病的症状及其并发症。根据高血压发病机制和临床表现的不同，中医通常将其分为肝阳亢盛型、肝肾阴虚型、阴虚阳亢型、痰浊内盛型、瘀血阻络型、阴阳两虚型、无症状型等，但是临床文献报道中高血压病的证型仍未规范统一。在治疗方面，高血压则应坚持辨证论治，做到辨证与辨病相结合，把降压和稳定血压、消除症状、长期巩固、预防并发症等作为高血压防治的目标。

54. 高血压的中医病因病机

根据中医学理论，高血压病因主要是由于情志失调、饮食不节、劳逸过度、禀赋不足与体质偏盛偏衰等因素。

（1）情志失调：中医学将情志归纳为七情，即喜、怒、忧、思、悲、恐、惊等七种情志变化。《素问·阴阳应象大论》中"怒伤肝""喜伤心""思伤脾""忧伤肺""恐伤肾"正是内伤七情与五脏的对应关系。长期而持久的情志刺激，可使人体代谢功能紊乱，脏腑阴阳平衡失调，从而导致高血压的发病。从高血压的发病来说，以肝、心、脾功能失调最多见。如思虑劳神过度，导致心脾两虚，出现神志异常和脾失健运的症状；恼怒伤肝，肝失疏泄，血随气逆而引起头痛、眩晕，甚则中风；肝郁日久化火，肝火可挟痰挟风上扰清窍，这些均可导致高血压的发病。

（2）饮食不节：长期进食肥甘厚味，或过度饮酒，可损伤脾胃，脾主运化升清，脾胃运化失常，则聚湿生痰，蕴久化热，痰热上扰清窍，痰浊犯于头则眩晕、昏冒。此外，摄盐过量也是导致高血压的重要原因。过量食盐或嗜食咸味，可使血脉凝滞，耗伤肾阴，致肾阴亏虚，肝失所养，肝阳上亢，亦可导致眩晕；或饮食过饱，超过脾胃消化、吸收和运化能力，脾胃受损，湿浊内蕴，导致血压升高，表现为头痛、眩晕等症。

（3）劳逸过度：过度安逸，缺乏运动和锻炼，可使人体气血运行不畅，脾胃功能减弱，痰瘀湿浊内生，郁久化火，痰火上扰，可导致血压升高；劳动过度伤脾气，而聚湿生痰，上扰清窍，导致血压升高；房劳过度则耗伤肾阳，劳神过度则暗耗阴血，均可导致肝肾阴虚，肝阳上亢，引起血压增高。

（4）禀赋不足：人体禀赋来源于先天，肾为先天之本，藏精、主骨、生髓，肾之精气强弱秉承与父母，所以高血压病的发生与先天禀赋有关，这与现代医学高血压发病机制中的遗传因素相似。"肾气"又分肾阴、肾阳，它们的相互协同、促进、制约，是维持人体健康、阴阳协调、和谐与平衡的根基。如禀赋偏于肾阴不足，则阴阳失衡，易产生阴虚阳亢的病理变化，表现为心肾不交，肝阳上亢或肝风上扰等证；若禀赋偏于阳虚阴盛则脾肾无以温化，导致阴寒水湿停滞的病机变化，表现为痰湿中阻、阳气虚衰等证。

（5）体质因素：高血压的发病又与体质因素有关。中医学认为，人的体质有阴阳偏盛、偏衰的区别。阳虚体质的人，脏腑机能减退，脾胃运化功能降低，容易导致痰饮湿浊内生，痰湿蕴久不化，则易生热化火，阻于脉络，蒙蔽清窍而导致血压升高。阴虚体质的人，体内阴液亏虚，易导致阴不制阳，阳热内生，肝阳偏亢，日久则化热生火而上扰清窍，引起血压升高。

高血压的病机是血脉瘀阻，引起血脉瘀阻的病理因素包括痰阻血脉、血瘀血脉、气滞血脉、寒凝血脉，导致血行不畅，"心主血脉"功能异常，在"心主神志"的功能调节作用下，通过加强心气的推动力，或者调节心跳频率，主动或被动地加泵血量以维持五脏六腑、四肢百骸的血液供应，形成了高血压。血行不畅，清窍失养，筋脉失于润养，导致肝风内动。因此瘀阻血脉，肝风内动是高血压的基本病机。

55. 高血压常见体质辨识

体质是人体生命过程中在先天禀赋和后天获得基础上形成的形态结构、生理功能和心理状态综合的、相对稳定的固有特质。中医体质研究的是人类体质与健康疾病关系的问题，个人体质与父母遗传、妊娠孕保有关，后天调养也至关重要，若养护不当，则体质下降；若调养适当，则体质平和。研究表明，不同中医体质类型高血压的患病情况不同，高血压患病率较高的前 5 位体质类型是痰湿质、阳虚质、气虚质、阴虚质、血瘀质，现就其体质特点介绍如下：

（1）痰湿质高血压患者特点

总体特征：痰湿凝聚，以形体肥胖、腹部肥满、口黏苔腻等痰湿表现为主要特征。

形体特征：体形肥胖，腹部肥满松软。

常见表现：面部皮肤油脂较多，多汗且黏，胸闷，痰多，口黏腻或甜，喜食肥甘甜黏，苔腻，脉滑。

心理特征：性格偏温和、稳重，多善于忍耐。

发病倾向：易患消渴、中风、胸痹等病。

对外界环境适应能力：对梅雨季节及湿重环境适应能力差。

（2）阳虚质高血压患者特点

总体特征：阳气不足，以畏寒怕冷、手足不温等虚寒表现为主要特征。

形体特征：肌肉松软不实。

常见表现：平素畏冷，手足不温，喜热饮食，精神不振，舌淡胖嫩，脉沉迟。

心理特征：性格多沉静、内向。

发病倾向：易患痰饮、肿胀、泄泻等病；感邪易从寒化。

对外界环境适应能力：耐夏不耐冬；易感风、寒、湿邪。

（3）气虚质高血压患者特点

总体特征：元气不足，以疲乏、气短、自汗等气虚表现为主要特征。

形体特征：肌肉松软不实。

常见表现：平素语音低弱，气短懒言，容易疲乏，精神不振，易出汗，舌淡红，舌边有齿痕，脉弱。

心理特征：性格内向，不喜冒险。

发病倾向：易患感冒、内脏下垂等病；病后康复缓慢。

对外界环境适应能力：不耐受风、寒、暑、湿邪。

（4）阴虚质高血压患者特点

总体特征：阴液亏少，以口燥咽干、手足心热等虚热表现为主要特征。

形体特征：体形偏瘦。

常见表现：手足心热，口燥咽干，鼻微干，喜冷饮，大便干燥，舌红少津，脉细数。

心理特征：性情急躁，外向好动，活泼。

发病倾向：易患虚劳、失精、不寐等病；感邪易从热化。

对外界环境适应能力：耐冬不耐夏；不耐受暑、热、燥邪。

（5）血瘀质高血压患者特点

总体特征：血行不畅，以肤色晦暗、舌质紫黯等血瘀表现为主要特征。

形体特征：胖瘦均见。

常见表现：肤色晦暗，色素沉着，容易出现瘀斑，口唇黯淡，舌黯或有瘀点，舌下络脉紫黯或增粗，脉涩。

心理特征：易烦，健忘。

发病倾向：易患癥瘕及痛证、血证等。

对外界环境适应能力：不耐受寒邪。

56. 中医治疗高血压的基本原则

高血压病和其他疾病一样，在治疗时也应做到明辨标本、权衡缓急、调整阴阳、动态观察、三因治宜、整体用药。但是，由于高血压病有其独特的发病机制和规律，所以在制定治疗原则，还应注意高血压病的特殊性。

（1）明辨标本，权衡缓急。急则治其标，缓则治其本是中医治疗学的重要原则之一，也是治疗高血压病的一般法则。高血压病多以阳亢为标，阴虚为本，而在其病程演变往往是阳亢和阴虚互见，或偏于阳亢，或偏于阴虚，可夹风、夹瘀、夹痰之兼证并随。多数高血压患者有头晕、头痛等症状，阳亢较为明显，则需急以治标，控制症状，待症状缓解后，则应根据高血压阴虚之根本，长期调理，缓以治本，治疗病根。然而在临床中还应采取标本同治的方法，根据病情或重于本或重于标。

（2）平衡阴阳，整体论治。人体正常的生理活动，是阴阳保持相对平衡的结果，阴阳失衡是反映人体病理状态的共同特征。整体论治的目标就是使失去平衡的阴阳重新恢复和建立起来。高血压的病理变化之一就是阴阳平衡失调，平调阴阳，"以平为期"是治疗高血压主要目的与手段。

（3）动态观察，分段论治。疾病的阶段性不仅能反映出病情的轻重、病势的进退等特点，还能揭示病机的变化，作为易方更药的依据。因此动态观察病情，分段论治，是中医临床治疗的重要原则，也是"辨证论治""同病异治"的具体体现。高血压是一种慢性病，可分为早期、中期、晚期三个阶段，由于邪正的消长，三阶段的发病特点不同，病机不同，即是在同一阶段，病机也不尽相同，其治则也固然不同，临床需要动态观察患者的病情，分段论治，才可以取得良好的疗效。

（4）医患结合，重视调养。疾病三分治，七分养，患者的自我调养在疾病的恢复中尤为重要。现在随着医疗水平的提高，医患关系观念的转变，医患相互配合，注意自我调养，重视护理显得尤为重要。高血压是一种慢性病，高血压病患者应重视自我调养，要保持稳定的心理状态、良好的修养环境、注意起居、生活规律、饮食规律、适当运动等，以增强人体正气，避免和消除各种不利因素，在治疗的基础上以促进高血压的顺利康复。

（5）防治结合，既病防变。预防为主，既病防变，防治结合是中医治疗疾病的重要原则，是高血压病防治的首选原则。高血压病出现以后，降低稳定血压，改善症状，减轻患者痛苦，防止其对心、脑、肾等靶器官的损害，阻止疾病进一步发展，促进高血压康复，是治疗高血压的主要原则。

57. 中医药治疗高血压的作用与优势

目前临床常用的降压药物不仅能够降低血压，同时在延缓心血管重构、改善心力衰竭患者预后、缩小心肌梗死面积、降低恶性心律失常发生率、改善胰岛素抵抗等方面也有一定效果，但是在临床应用时仍存在副作用症状多、发生率高、禁忌证多、部分药物联合使用受限等，这些都对药物的临床应用产生了障碍。近些年，中医药在高血压病防治作用机制研究方面亦取得了较大进展。

中医药防治高血压的作用机制主要涉及阻断肾素血管紧张素醛固酮（RASS）系统、抑制交感神经活动、改善血管内皮功能、改善心血管重构、预防靶器官损害、改善胰岛素抵抗等。如清眩调压方和清心胶囊通过抑制RASS系统可以有效、安全地控制中低程度的高血压病，改善患者的临床症状；中药复方牛黄降压丸可以抑制交感神经活性，增强迷走神经活性，显著降低血浆肾素和肾上腺素活性，从而稳定血压和有效地控制24h血压水平；降压舒心胶囊在降压的同时，能够显著改善患者症状，逆转左心室肥厚。

中医药防治高血压病作用的多效性、增效减副性、多靶点性、前瞻性、稳定持久性均体现出中医药治疗高血压的优势。

（1）中医药除了单纯的降压作用以外，同时还利用整体辨证、个体论治的方法，在改善患者症状、提高生活质量、减少并发症等方面展现出了多效性。

（2）中医治疗高血压的根本原则是以平衡阴阳、调整气血运行为主，中西药合用后，既可发挥西药近期疗效高的长处，又由于用量相应减少而减轻其毒、副作用。中药的降压作用可提高近期疗效，又具有远期降压作用。故中西药合用治疗高血压，具有见效快、疗效高、副作用少的优点。如常用的钙拮抗剂硝苯地平，很多患者长期服用以后往往出现浮肿，如果同时给予健脾利湿的中药白术、茯苓、猪苓、车前子等，就能使浮肿消退。

（3）目前高血压的治疗目标逐渐从"越低越好"向"越早越好"转换，这与中医治未病的思想不谋而合，中医可以通过调理概念消除高血压前期人群的患者心理，比较容易对其进行早期干预。

（4）高血压病通过药物联合疗法和多靶点疗法取得了良好的治疗效果，中医药具有多途径、多环节、多靶点整体调节机体代谢紊乱状态的优势。

（5）中医药作用相对缓和，治疗高血压病时血压水平降低较平稳，同时中医强调辨病与辨证相结合，通过调整机体阴阳的平衡，持久地降低血压。

中医特色的非药物治疗方法包括气功、针灸、理疗、推拿等，这些治疗已被证实具有一定的降压作用。研究证明，在一定的穴位或部位给予针刺、推拿，有降低中枢神经系统兴奋性，增加一氧化氮含量等作用，对一些高血压患者有明显的降压作用。气功适用于各期高血压，能起到调整大脑皮层功能，降低交感神经兴奋性，降低升压反应，纠正人体机能失调，提高抗高血压的能力，不论单独运用还是配合药物治疗，均有较好效果。饮食疗法、药枕治疗亦是可取的。

58. 高血压如何辨证论治

辨证论治是中医认识疾病和治疗疾病的基本原则，是运用中医学理论辨析有关疾病的资料以确立证候，论证其治则治法方药并付诸实施的思维与实践过程。证，即证候，是机体在疾病发展过程中的某一阶段的病理概括，由于它包括了病变的部位、原因、性质，以及邪正盛衰的关系，反映出疾病发展过程中某一阶段的病理变化的本质，因而它能比症状更全面、更深刻、更正确地揭示疾病的本质。"辨证"就是把四诊（望、闻、问、切）所收集的资料，包括症状和体征，应用中医学理论分析、综合，辨清疾病的病因、性质、部位及发展趋势，然后概括、判断为某种性质的证的过程。论治，又称为"施治"，即根据辨证的结果，确定相应的治疗方法和原则。辨证是认识疾病，确立证候；论治是依据辨证的结果，确立治法和处方遣药。辨证是决定治疗的前提和依据，论治是治疗疾病的手段和方法，也是对辨证正确与否的检验。辨证论治的过程，就是认识疾病和解决疾病的过程。辨证和论治，是诊治疾病过程中相互联系不可分割的两个方面，是理论和实践相结合的体现，是理法方药在临床上的具体运用，是指导中医临床的基本原则。

中医临床认识和治疗疾病，既辨病又辨证，但主要不是着眼于"病"的异同，而是将重点放在"证"的区别上，通过辨证而进一步认识疾病。例如，高血压是一种疾病，临床可见头晕、头痛、心悸等症状，但由于引发疾病的原因和机体反应性有所不同，又表现为肝阳上亢、肝肾亏虚、气虚痰浊等不同的证型。只有辨清了高血压属于何种证型，才能正确选择不同的治疗原则，分别采用平肝潜阳、滋养肝肾或益气化痰等治疗方法给予适当的治疗。辨证与那种对于头痛给予止痛药、对于发热给予退烧药、仅针对某一症状采取具体对策的对症治疗完全不同，也根本不同于用同样的方药治疗所有患同一疾病的患者的单纯辨病治疗。中医认为，同一疾病在不同的发展阶段，可以出现不同的证型；而不同的疾病在其发展过程中又可能出现同样的证型。因此在治疗疾病时就可以分别采取"同病异治"或"异病同治"的原则。"同病异治"即对同一疾病不同阶段出现的不同证型，采用不同的治法。高血压的临床表现多种多样，病机错综复杂，不同的发病阶段各有特点，需采用不同的治法。"异病同治"是指不同的疾病在发展过程中出现性质相同的证型，因而可以采用同样的治疗方法。比如，高血压与闭经是两种完全不同的疾病，但均可出现血瘀的证型，治疗都可进行活血化瘀。这种针对疾病发展过程中不同质的矛盾用不同的方法去解决的原则，正是辨证论治实质的体现。

59. 高血压如何辨证治疗

中医学对高血压的辨证分型有多种，高血压病主要辨证分型的论治、治则方药如下：

（1）肝阳上亢

主症：眩晕，失眠，头胀痛，面赤烘热。

次症：失眠多梦，烦躁易怒，头重脚轻，咽干口燥。

舌脉：舌质红，脉弦数。

血压特点：多以舒张压升高为主，多见于Ⅰ期高血压。多见于中青年高血压患者，老年人亦可见。

治则治法：治宜平肝潜阳，滋养肝肾。

选方用药：方用天麻钩藤饮加减。天麻10g，钩藤30g（后下），生石决明30g（先煎），山栀9g，黄芩9g，川牛膝20g，杜仲20g，益母草9g，桑寄生20g，夜交藤9g，朱茯神9g。若患者肝气郁结，则加柴胡10g，白芍10g；若患者火热亢盛，口干口苦明显，则加龙胆草10g，夏枯草10g，牡丹皮10g。

（2）阴虚阳亢证

主症：眩晕、头痛、腰酸、膝软、五心烦热。

次症：心悸、失眠、耳鸣、健忘。

舌脉：舌红少苔、脉弦细而数。

血压特点：多见于Ⅱ期高血压。

治则治法：滋阴潜阳。

选方用药：方用杞菊地黄丸和大定风珠加减。熟地黄24g，山萸肉

10g，干山药 12g，泽泻 9g，牡丹皮 9g，茯苓 9g（去皮），枸杞子 9g，菊花 9g，牡蛎 20g（先煎），白芍 10g，阿胶 10g（烊化），甘草 5g。口干等阴虚症状明显者，加玄参 10g，麦冬 10g；头痛，头晕较重者加夏枯草 10g，牛膝 20g，生龙骨 30g（先煎）。

（3）痰湿壅盛证

主症：眩晕、头痛、头如裹、胸闷、呕吐痰涎。

次症：心悸、失眠、口淡、食少。

舌脉：舌胖苔腻、脉滑。

血压特点：以舒张压升高更为常见，多见于中老年患者。

治则治法：治当健脾化湿，化痰降逆。

选方用药：方用半夏白术天麻汤加减。半夏 15g，白术 15g，天麻 10g，茯苓 10g，陈皮 10g，甘草 5g。若患者痰阻气郁化火，再加黄芩 15g，竹茹 10g，枳实 10g；若患者脘闷不舒，腹胀欲呕，则加白豆蔻 10g，砂仁 10g。

（4）阴阳两虚证

主症：眩晕、头痛、腰酸、膝软、畏寒肢冷。

次症：耳鸣、心衰、气短、夜尿频。

舌脉：舌淡苔白、脉沉细弱。

血压特点：舒张压及收缩压均可升高，多见于Ⅲ期高血压患者及围绝经期女性及老年人。

治则治法：治宜调补阴阳，滋阴育阳。

选方用药：方用金匮肾气丸加减。熟地 18g，山药 20g，茯苓 10g，山茱萸 10g，泽泻 10g，牡丹皮 10g，肉桂 10g（后下），附子 10g。若患者盗汗不止加五味子 10g，糯稻根 10g；口渴甚加沙参 15g，天花粉 15g；虚火偏旺者加地骨皮 10g。

（5）气血亏虚证

主症：头痛隐隐，眩晕，时发时止，遇劳则发。

次症：神疲乏力，气短懒言，自汗，面色㿠白，心悸怔忡，失眠多梦。

舌脉：舌质淡嫩，苔薄白，脉细弱。

血压特点：多见于高血压晚期。

治则治法：治宜补养气血，健脾安神。

选方用药：方用归脾汤加减。党参 10g，黄芪 20g，白术 10g，龙眼肉 10g，茯神 10g，酸枣仁 30g，木香 10g（后下），当归 10g，远志 10g，炙甘草 5g，大枣 5 枚。若患者食少便溏，则加茯苓 10g，薏苡仁 20g；血虚者加熟地 10g，阿胶 10g（烊化）。

（6）瘀血阻络证

主症：头痛固定，眩晕日久，面晦唇暗、唇甲青紫、有皮下紫斑者。

次症：心烦不寐，胸痛阵作。

舌脉：舌质紫暗，或有瘀斑，或舌下脉络曲张，脉细涩。

血压特点：多以收缩压升高为主，中老年人多见，尤其是老年患者。

治则治法：治宜活血化瘀，通络止痛。

选方用药：方用通窍活血汤加减。桃仁 10g，红花 10g，赤芍 10g，川芎 10g，大枣 5 枚，生姜 3 片。若患者气血不足加黄芪 20g，当归 10g；头痛明显，则加全蝎 10g，土鳖虫 10g。

（7）肝肾亏虚

主症：头晕目眩，耳鸣如蝉，咽干口燥，五心烦热。

次症：失眠健忘，颧红唇赤，腰膝酸软，盗汗遗精，月经量少。

舌脉：舌红苔少，脉细数。

血压特点：多见于中老年患者及更年期女性，青年患者少见。

治则治法：治当滋养肝肾，滋阴明目。

选方用药：方用六味地黄丸加减。熟地 30g，山药 20g，山茱萸 10g，茯苓 20g，牡丹皮 10g，泽泻 10g。若患者视物昏花，则加枸杞子 10g，女贞子 10g，黄精 10g。若腰酸耳鸣突出者加龟甲 20g，杜仲 20g。

60. 为什么说三分药疗，七分保健

中医经典名著《黄帝内经》早就提出"三分治，七分养"的观念，意思是说，在疾病的康复过程中，除了医疗所起的作用，身体的恢复更多地依赖于患者的自我调养。对于不幸得了高血压病的朋友，需要长期服用药物，而单纯依赖药物来控制明显是不科学的，日常调理能够对高血压治疗起到很大的作用。只要"七分养"做得好，药自然也能吃得少。

那么"七分养"究竟养些什么？

（1）第一养：心情

我们的心境要像水一样清洁、干净、平静，不要被七情六欲充满。心情愉快，要放下包袱，在心理上大病化小、小病化无。

（2）第二养：形态

穿着要整齐清洁，给人以健康的形象。经常要注意放松自己的五官和手脚。人在心情紧张的时候，五官和手脚会不知不觉地用力，人在烦恼的时候身体也会变得沉重，所以要学会放松。

（3）第三养：水分

每天起床喝两杯水，一杯约150ml。要慢慢地喝，心不平静、着急就会喝得快。一天的其他时间要隔一会儿补充一口水，一天加起来的水量要达到2L。

（4）第四养：食物

根据不同的病情，一般选用营养高、易消化的食物，特殊病情特殊饮食，如糖尿病低糖饮食，高血压低盐低脂饮食等。蔬菜瓜果也要适应季节的才吃，反季节的少吃。

（5）第五养：淋浴

调节好水温，特别是冬天，水温不要太热，太热会使皮肤干燥。最好不用肥皂，可以用精盐擦身体，并轻轻按摩，用毛巾擦擦背，冲洗干净就好。洗完后要擦干，特别是脚要擦干。

（6）第六养：睡眠

每个星期至少有4天子时（11点前）要睡觉，子时不睡觉，肝胆

两条经络得不到休息，补充睡眠十多个小时都不能够补回来，越睡还越累。

（7）第七养：锻炼

心要静，身要动。心不要乱想东西，身体不要久坐、久睡。运动以身体微微出汗为度。走路的时候不要急匆匆，老是低着头看地下，要挺起胸抬起头平视前方，身体放松，按一定的节奏行走。

在治疗高血压等慢性病首先需要七分养，然后再配合三分治，并且七分养要贯彻在以后的生活中。高血压患者吃药固然要守时，但积极的自我调理，能够有效避免病情恶化，远离并发症的发生，同时对高血压的康复也大有好处。

61. 中药如何进行药物康复

传统对康复的理解认为康复是应用临床医学的手段、方法为疾病康复服务，其目的在于改善功能，或为以后的功能康复创造条件，而药物治疗不属于康复的手段，只是治疗的方法。有人曾评价说，20世纪康复医学有三大重要成就，即药物康复、减重平板车步行训练与强制性使用运动疗法。中医药物康复法，是中医康复理论中最具特色的康复方法，是以中医特有的辨证康复观为指导，运用中药方剂，针对心脑血管疾病这种慢性病的病理特点进行辨证康复，以减轻和消除患者形神功能障碍，促进其身心康复，具有见效快、辨证施治、整体康复、副作用小、疗效显著的优点。其特点在于辨证康复与整体康复相结合，辨证施药与辨病施药相结合，内治康复与外治康复相结合。今后中医药物康复医学的研究趋势在于注重多学科合作，应用多种治疗方法。

62. 高血压的中药药物康复有什么好处

药物康复法，是中医康复理论中最具特色的康复方法，具有见效快、辨证施治、整体康复、副作用小、疗效显著的优点。中医药物康复法在控制和降低高血压高危因素，延缓或控制疾病进程和并发症的发生，提高生存质量，延长患者生存时间方面具有中医药物康复学的显著优势。

63. 高血压中药药物康复的根据是什么

中医学是建立在天人、阴阳、正邪、形神、气血等哲学范畴之上的，中医药物康复也具有相应特色，并且在康复方面具有西医不具备的优势。在康复医疗阶段，康复医治的对象，绝大多数为残疾者、老年人、慢性病者等，病情复杂，迁延日久，往往多个脏腑受累，几种病证并存，单一的治疗方法难以取得好的疗效，决非一朝一夕、一方一药就能奏效。且患者大多存在病后余邪未尽，正气尚虚，机体阴阳失去平衡，脏腑组织功能尚未完全恢复正常的情况。这就要求在康复医疗中，针对患者气血衰少、津液亏虚、脾肾不足、血瘀痰阻的病理特点，采取综合措施，促使脏腑组织功能尽快恢复正常，而西医往往只是治疗阶段的去病而不能在康复阶段去除病后余邪、调理气血、平衡阴阳来达到最后的康复。在这方面，利用中医药物康复方法调理脏腑气血，针对不同脏腑虚损，针对不同的病因、病位的深浅、疾病的不同阶段等情况，辨证选用中医药物康复疗法，有条不紊地进行综合康复，制订合理而有效的康复方案，发挥良好的综合效应，方能"各得其所宜"，使机体逐渐康复。

64. 高血压中药药物康复的基本方法是什么

高血压病的药物康复疗法有内治法和外治法两种。

高血压中药药物康复内治法讲究辨证论治，高血压临床辨证大概可分为阳亢型、阴虚阳亢型、肝肾阴虚型、阴阳两虚型、阳虚型等，与此同时又存在着内风、血瘀、痰阻三个兼证。如阳亢型，治以泄热平肝之法，方用龙胆泻肝汤加减；阴虚阳亢型，治以育阴潜阳之法，方用镇肝熄风汤加减；肝肾阴虚型，治以滋养肝肾之法，方用杞菊地黄汤加减；阴阳两虚型，治以滋阴助阳之法，方用地黄饮子加减；阳虚型，治以补肾壮阳之法，方用肾气丸加减。对于三个兼证则可在上述原方药的基础上加味。如兼内风者，加入熄风药；兼痰阻者，加入祛痰利气药；兼血瘀者，加入活血化瘀药。

高血压中药康复外治法一般是采用以中药为材料的外治疗，具有简、便、廉、验的特点。

（1）脐压散外治法

脐压散药物组成：取吴茱萸（用猪胆汁制）450g、龙胆草 10g、白矾 100g、朱砂 50g、硫黄 50g 和环戊甲噻嗪 175mg。将上述诸药混合，研成细粉末，备用。使用时，先将脐窝（神阙穴）尽量外翻，用温开水洗净，擦干，再取上述药粉约 2g 放入脐窝内，用消毒纱布盖好，取胶布固定。每周换药 1 次。1 周为 1 个疗程，一般 3 个疗程可获显效。注意：洗澡时不可弄湿。治疗原发性高血压。

（2）药枕疗法

药用：野菊花、灯心草、石菖蒲、晚蚕砂，适量。治疗原发性高血压。方法：上述药物各等份加工成粗末，作枕芯。药物直达头部，有治病祛邪、平衡气血、调节阴阳之功。使用时，将药物对风池、风府和大椎穴。

（3）鼻嗅疗法

药物：菊花适量。方法：用菊花适量装入枕芯，睡眠时用。利用中药的气味，通过自然呼吸，使药物直接作用于肺部，从而达到治病的目的。对菊花过敏者禁用。治疗：高血压性眩晕。

（4）敷贴疗法

药用：吴茱萸 20g，研末，醋调。方法：睡前敷两足涌泉穴，用纱布固定，次日起床去掉。应用过程中，如出现皮肤过敏，应立即停用。治疗：高血压性头痛。

（5）洗足疗法

夏枯草 30g，桑叶 15g，菊花、钩藤各 20g。方法：上述药煎水浸洗双足。每日 2～3 次，每次 30 分钟。药液以浸没双踝为宜。治疗：肝阳上亢、阳亢化火动风高血压。以清热凉肝，熄风止痉。

65. 有哪些常用的高血压中药药物

祖国医学的宝库中防治高血压的方式十分丰富，包括了汤剂、药膳、中药沐足、穴位贴敷等多种形式，这些都离不开祖国的中草药。经研究证明，有许多单味药具有降压作用。现选择效果比较肯定且常用的部分药物加以介绍，供读者参考。

（1）钩藤

钩藤是中医处方中治疗高血压的首选中药，本品味甘、性微寒，归肝、心包经。功效：熄风止痉，清热平肝。本品通过舒张血管，降低外周阻力，从而起到降压作用，可治疗肝风内动所致的高血压病，并能改善肝阳上亢所致的头胀头痛，头晕目眩等证。

（2）天麻

因天麻擅长熄风，故人们喜称其为"定风草"。本品味甘，性平，归肝经。功效：息风止痉，平抑肝阳，祛风通络。临床可用于改善肝阳上亢所致的高血压病带来的头晕目眩。现代研究天麻改善心肌供氧、增加心肌血流量，从而对心肌缺血起到保护作用。

（3）决明子

决明子又称"草决明"。味苦、甘，性微寒。归肝、大肠经。功效：清热明目，润肠通便。清热而不伤阴。临床上用于肝热上扰证有目赤肿痛、畏光流泪的高血压病患者。因其有润肠通便的作用，临床上用于属于肝阳上亢型高血压且伴有大便秘结者最为合适。其降压效果十分明显。

（4）罗布麻

罗布麻又称"野茶"，民间喜用此品作茶叶饮用，可降火止眩晕。味甘、苦，性微寒，归肝经。功效：平抑肝阳，清热利尿。本品有红白之分，二者均具有降压作用，以红者为佳。适用于肝阳上亢或肝火上炎的高血压。对于肝火旺盛者，可取本品一小撮开水泡饮代茶。

（5）夏枯草

我国岭南地区多湿热，常用夏枯草作为凉茶或煲汤的配料，作为传统的食品原料，有些菜品还专门以"夏枯草"为配料制成。味辛、苦，性寒，归肝、胆经。功效：清火泻火，明目，散结消肿。因其有舒张血管的作用，故能降压。

（6）桑叶

桑叶味甘、苦，性寒，归肺、肝经。功效：疏散风热，清肺润燥，平抑肝阳，清肝明目，凉血止血。桑叶擅长清肝经风热而利头目，适用于高血压病肝阳上亢，症见头目眩晕者，可与菊花配伍使用加强清热平肝功效。其所含成分能够增强血管紧张素转换酶Ⅰ的活性，从而起到降压作用。

（7）菊花

菊花又称"甘菊"。主产于徽、浙两省，以浙江"杭白菊"为佳。味辛、甘、苦，性微寒，归肺、肝经。功效：疏散风热，平抑肝阳，清肝明目，清热解毒。主治肝阳上亢所致的高血压病带来的头痛、眩晕、目赤等。

（8）黄连

因黄连根"连珠而色黄"而得名。味苦，性寒，归入心、肝、胃、大肠经。功效：清热燥湿，泻火解毒。黄连大苦大寒，清上、中焦之火，是泄心火、清胃火之佳品，临床可用于治疗高血压病伴有目赤肿痛、口舌生疮等症状。实验研究黄连通过扩张周围血管，降低血管阻力，从而起到降压作用。

（9）莲子心

莲子心为莲子中间的绿色胚（莲心），味苦，性寒，归心、肾经。功效：清心安神、交通心肾、涩精止血。适用于高血压病头晕、心烦失眠、梦遗滑精、盗汗之人夏季泡茶饮用。动物实验研究，莲子心提取物莲心碱可扩张血管平滑肌，对高血压大鼠有明显降压效果。

（10）葛根

葛根别名：粉葛。味甘、辛，性凉。归脾、胃经。功效：解肌退热，生津止渴，升阳透疹。擅长解肌退热，通过升发脾胃清阳之气，用于高血压病有颈项强痛，头晕头痛患者疗效可靠。临床研究葛根中含有黄酮和葛根素，能改善心肌的氧代谢，同时能扩张血管，改善微循环，降低血管阻力，使血流量增加，故可用防治高血压，心肌缺血，心肌梗死，心律失常，动脉硬化等病症。另外，葛根有降血脂、血糖，清热解毒、消渴解酒之功效。

（11）黄芪

《本草纲目》："黄耆色黄，为补药之长，故名。今俗通作黄芪。"味甘、性温，归肺、脾经。功效：补气健脾，升阳举陷，益卫固表，托毒生肌，利水消肿。适用于气血不足、阴阳两虚的高血压病。黄芪具有双向调节的药理作用，临床应用量小时可升高血压，用量大时则降血压。

（12）杜仲

杜仲味甘，性温，归肝、肾经。功效：补益肝肾，强筋壮骨，调理冲任，固经安胎。适用于肝肾亏虚的高血压病，表现为腰膝酸软等症者最宜。以皮厚而大，折断时白丝多者为佳品，皮薄、断面丝少质次。其具有双向调节血压的功能，对高血压患者降血压作用显著，且具有持久性，而对低血压患者具有升高血压的功能。

（13）桑寄生

桑寄生味苦、甘，性平，归肝、肾经。功效：补肝肾，强筋骨，除风湿，通经络，补血安胎。长于补肝肾，强筋骨。故肝肾不足，腰膝酸痛者尤为适宜。适用于肝肾亏虚的高血压病，与杜仲搭配使用效果更佳。

（14）淫羊藿

淫羊藿味辛、甘，性温，归肝、肾经。功效：补肾阳，强筋骨，祛风湿。此药擅长补肾壮阳，适用于腰膝无力、尿频、畏寒、四肢不温等肾阳虚症状的高血压病。现代药理研究，淫羊藿煎剂对肾性高血压大鼠血压具有明显效果。

此外，根据国内外报道，丹皮、黄连可通过扩张周围血管起到降压作用。大剂量使用葛根对高血压病伴有颈项强痛者疗效显著。

66. 服用高血压中药药物需要注意什么

现代医学越来越强调"个体化"治疗的重要性，而中医的辨证论治是临床一大特色。中医治疗疾病注重区别不同人体中的个体差异性，用什么法、什么方、什么药，都要根据患者的证候特点来定。而不是根据某个疾病（如高血压病）千篇一律地开药。中医师通过详细询问病情，诊脉，望舌质与舌苔，将疾病的信息收集起来加以归纳分析后，辨别出证候，据此确立治疗原则，方可用药。所谓"方从法出，法随证立"就是这个道理。所以高血压病患者服用中药治疗高血压，需咨询中医师，通过运用中医的理论方法，辨别证候，确立治法，选择合适的方剂，根据个人的具体情况加减用药。与西医采用多种药物联合应用以求迅速降压，终身服用降压药相比，中医认为通过一定时间的中药干预，可平稳控制血压在一定范围，缓解患者眩晕、头痛、心悸等症状，防止血压波动过大，具有改善患者生存质量，降低不良反应发生率的优势。服用中药过程中，血压得到满意控制后，可以减少西药药物剂量，或以中医药治疗及保健为主，切忌擅自随意停服降压药，一旦停药后，血压可能会再次升高，而突然停用西药降压药是危险的。

67. 中药药物的毒性作用对血压有影响吗

中药的毒性有双层含义：第一个含义是指药物有无毒性。凡有毒的药物大都作用强烈，或者有副作用，用之不当，可导致中毒，甚至危及生命；无毒的药物，性质比较平和，一般无副作用。第二个含义是毒性是药物的偏性。古人认为毒药是药物的总称，认为"毒"乃药之偏性。凡是药物都具有各自的偏性，药物之所以能够治病，就是在于利用其偏性来祛除病邪，消除病因，协调脏腑功能，纠正阴阳的偏盛偏衰，使机体恢复正常。因而古人认为中药的"毒"就是药物的偏性，以偏纠偏就是药物治病的基本原理。

在使用降压中药时应当"因人而异"，根据体质和中医理论辨证使用相应中药。例如，人的体质分为寒凉型和温热型，热性体质可以服用寒凉的中药，如果服用了药性相反的药物，不仅无效，甚至会有反作用。

老百姓认为天然中草药十分安全，但有些中草药长期服用可导致血压升高，需特别注意。例如常用的中药麻黄，主要成分为麻黄碱，能兴奋心脏，收缩血管，升高血压，长期服用红参或西洋参会使血压升高；甘草及许多中草药可致水钠潴留而引起血压升高。

需要注意的是，滥用中药也可能引起很多不良反应。例如，马兜铃科植物青木香、广防己等，经现代药理研究证明虽然具有良好的降压作用，但其中含有肾毒性物质—马兜铃酸，久服可能伤肾，因此在遣方用药时最好避免使用。

68. 高血压中药药物不能长期坚持服药怎么办

高血压病的治疗应采用多种方法综合治疗，方可取得最佳疗效。如因为中药口感不佳，或者外出旅途不方便携带而不能长期坚持服用中药者，在这一点上，可广泛应用祖国医学中丰富的治疗手段和方法，发挥中医药的优势，以利于疾病的康复。

中医的防治法包括内服、外治两大类的方法，内服除最常用的汤剂外，也可选用药茶、药膳、丸散、膏方、药酒等其他剂型。外治法包括穴位敷贴疗法、药浴疗法、针灸疗法、推拿疗法等，能使阴阳调和，气血调达，经络通畅，对高血压病的防治具有肯定疗效。同时，在饮食上，注重食物及水果的性味功用，结合自身体质有选择地进食，对防治高血压也有好处。

69. 哪些中药茶饮可促进高血压康复

药茶治疗是祖国医学的特色疗法，《神农本草经》云"神农尝百草，一日遇七十二毒，得茶而解"，其防病治病，养生保健的功效受到历代医家的重视。将各种中药用沸水冲泡饮用，可以对高血压起到很好的辅助治疗作用，寓治疗于日常生活饮食中，现为大家提供以下几个常用茶饮：

（1）莲子心茶

莲子心是指莲子中间青绿色的胚芽；其性味苦、寒，入心、肾经，具有清心、除热、止血、涩精作用。现代研究表明其具有极好的降压、去脂之功效。

饮用方法：用莲子心15g左右，开水冲泡后代茶饮用，每天早晚各饮一次。

（2）决明子茶

决明子是豆科植物决明或小决明的干燥成熟的种子；其味苦、甘、咸，性微寒，入肝、肾、大肠三经，具有润肠通便、清肝明目的作用；现代研究表明其降血压、降血脂功效显著。

饮用方法：取决明子20g左右，开水泡后代茶饮用，每日3～4次。

（3）首乌茶

现代研究证明，首乌具有降血压，降血脂，减少血栓形成等功效，高血压、高脂血症患者，常饮首乌茶，临床效果十分明显。

饮用方法：取制首乌20～30g，加水煎煮30分钟后，待温凉后当茶饮用，每天一剂。

（4）葛根茶

实践表明，葛根具有改善脑部血液循环之效，对因高血压引起的头痛、眩晕、耳鸣及腰酸腿痛等症状有较好的缓解功效。

饮用方法：将葛根洗净切成薄片，取30g，加水煮沸后当茶饮用。

（5）荷叶茶

实践表明，荷叶的浸剂和煎剂具有扩张血管、清热解暑及降血压之功效。同时，荷叶还是减肥去脂之良药。

饮用方法：用鲜荷叶半张洗净切碎，加适量的水，煮沸放凉后代茶饮用。

（6）槐花茶

槐花具有凉血止血，清肝泻火的功效；现代研究表明，其能改善毛细血管的功能，保持毛细血管正常的抵抗力，防止因毛细血管脆性过大、渗透性过高引起的出血、高血压、糖尿病等。

饮用方法：将槐树生长的花蕾摘下晾干后，用开水浸泡后当茶饮用，每天饮用 2～3 次。

（7）菊花茶

所用的菊花应为甘菊，其味不苦，尤以苏杭一带所生的大白菊或小白菊最佳，对高血压、动脉硬化患者有显著疗效。

饮用方法：每次用 3g 左右泡茶饮用，每日 3 次；也可用菊花加金银花、甘草同煎代茶饮用，其有平肝明目、清热解毒之特效。

（8）山楂茶

现代研究表明，山楂所含的成分可以助消化、扩张血管、降低血糖、降低血压；同时经常饮用山楂茶，对于治疗高血压具有明显的辅助疗效。

饮用方法：每天数次用鲜嫩山楂果 1～2 枚泡茶饮用。

二、高血压的日常生活康复

70. 什么是生活起居有常

起居有常是中国古代养生学的重要范畴，是强身延年的重要途径。即起卧作息和日常生活的各个方面有一定规律并合乎人体的生理机制，其具体内容，主要包括作息有时、活动有节、劳逸适度及顺应天时等环节。对于高血压患者，若是"逆于生乐、起居无节、劳逸无度"，人的阴阳气血就不可能保持平衡状态，血压就难以降下来。《素问·生气通天论》说"起居如惊，神气乃浮"，清代名医张隐庵说"起居有常，养其神也，不妄作劳，养其精也。夫神气去，形独居，人乃死。能调养其神气，故能与形俱存，而尽终其天年"，这说明起居有常是调养神气的重要法则。强调起居和作息规律，以保养人的精神，使人精力充沛。人体的阳气在白天运行于外，推动着人体脏腑组织器官进行各种机能活动，故白天是学习和工作的最佳时机。夜晚人体的阳气内敛而趋向于里，则有利于机体休息以恢复精力。人体内的生物钟与自然界的昼夜规律相符，按照体内生物钟的规律作息，有利于机体健康。

71. 起居有常对高血压康复有哪些影响

中医极为重视"起居有常，不妄作劳"的养生之道。中老年高血压患者要做到作息有时，劳逸结合，有利于人体阴阳和谐，防止血压波动。

要保持适当的体育活动，如做舒心降压操、打太极拳，在清洁优美的环境中散步、慢跑、练气功等，这样可有效调节大脑皮层的功能，使人的高级神经活动正常化，有利于降低血压，保持血压稳定，但要避免在噪声环境下活动，因噪声可使血中肾上腺素增加，血管痉挛，血压升高。所以，高血压患者要掌握以下几点：

（1）生活有律：有规律地生活，是稳定血压、恢复健康的良好生活习惯。高血压患者生活要有规律，每天按时睡觉、按时起床，并制订出生活时间表，即使是节假日或来亲朋好友也要注意不打乱自己的生物钟节律，也不要因为工作、社交活动、家庭琐事等而随便破坏正常的作息制度。

（2）劳逸有度：工作与休息要交替进行，应做到劳逸结合、劳逸有度，应避免过于劳累，体力劳动之后应注意充分休息，而脑力劳动之后应注意精神松弛。

（3）活动有节：平常坚持有益于降压的体育锻炼或体力活动（如家务劳动等），但活动量要适度，每次活动都不要太累，尽量要避免久行、久立、久坐及久卧；血压较高和行动不便的高血压病老人，外出时可使用拐杖，或可有家人陪同；出门上班或上街时，要注意安全，尽量少到人多拥挤、车多嘈杂的地方去。

（4）安全防护

1）勿视过及：高血压患者收看电视的时间不宜过长，不宜看惊险小说、情节惊险的电视节目及竞争激烈的体育比赛转播，并发心脏病的高血压患者更是如此。

2）排便切忌：应保持大便通畅，忌大便用力及长时间蹲厕，以免血压急骤升高而致脑卒中等；同时，尽量不用蹲坑，而使用坐式便池，相对不容易发生脑血管意外。

3）行动宜缓：病情较重的高血压患者及患高血压病的老人，行动应缓慢，不要突然改变体位，弯腰、起立、起床动作定要缓慢，上下楼梯、上下汽车时应注意安全，要防止踩空、跌倒或绊倒等的发生。

4）防寒避暑：应注意气候变化，随时增减衣服，特别在刮风下雨、寒流时，应及时增加衣服，以防血压升高；夏天使用电风扇的时间不宜过长、风力不宜过大，也不宜对着身体直吹；使用空调时，温度不要调得太低，以免室内外温差相差过大，对稳定患者血压不利。

5）避免出游：一般讲，高血压患者，秋末、春初及冬季寒冷季节，不宜安排外出旅游。Ⅰ、Ⅱ期高血压患者，外出旅游距离不宜太远，行程不宜过长，日程安排不宜过紧；Ⅲ期高血压患者，原则上不能安排外出旅游。

72. 如何合理安排日常睡眠与休息

高血压患者日常睡眠与休息原则：按时就寝。尽量少用或不用安眠药，力争自然入睡，不养成依赖药物的习惯。

举例：有一患者，因为高血压就诊，询问了他的作息习惯后发现，原来他每天十一点开始写材料，凌晨两点开始睡觉，八点前又起床准备上班。根据这个情况，医生告诉他：第一，要把睡觉时间前移，十点前要放下所有工作，准备睡觉，十一点准时入睡；第二，睡觉前要把所有事务都放下，要心静，静则神藏。做到这两条，先不要吃药试试。患者按照医生说的做了，两个月后，一粒药也没有吃，精神也好了，血压也下来了。

具体来说，可以概括为以下几点：

（1）中午小睡：工作了一上午的高血压病患者，在吃过午饭后，稍一活动，应小睡一会儿，一般以半小时至 1 小时为宜，老年人也可延长半小时。无条件平卧入睡时，可仰坐在沙发上闭目养神，使全身放松，这样有利于降压。

（2）晚餐宜少：老年人一般对晚餐比较讲究，常应是清淡，食量也不多。有些中年高血压病患者，对晚餐并不在乎，有时毫无顾忌地大吃大喝，导致胃肠功能负担加重、影响睡眠，不利于血压下降。晚餐宜吃易消化的食物，应配些汤类，不要怕夜间多尿而不敢饮水或进粥食。进水量不足，可使夜间血液黏稠，促使血栓形成。

（3）娱乐有节：睡前娱乐活动要有节制，这是高血压病患者必须注意的一点。如下棋、打麻将、打扑克要限制时间，一般以 1 ~ 2 小时为宜，要学习控制情绪，坚持以娱乐健身为目的，不可计较输赢，不可过于认真或激动。否则会导致血压升高。看电视也应控制好时间，不宜长时间坐在电视屏幕前，也不要看内容过于刺激的节目，否则会影响睡眠。

（4）缓慢起床：早晨醒来，不要急于起床，应先在床上仰卧，活动一下四肢和头颈部，伸一下懒腰，使肢体肌肉和血管平滑肌恢复适当张力，以适应起床时的体位变化，避免引起头晕。然后慢慢坐起，稍活动几次上肢，再下床活动，这样血压不会有太大波动。

73. 怎样才能让高血压患者睡得香

高血压对患者的健康危害大，最严重的莫过于并发脑卒中。由于这种并发症常发生于夜间，结果经常因为抢救不及时而给患者留下严重的后遗症，甚至导致患者死亡。所以，高血压患者在生活中应该合理地安排好自己的睡眠，提高睡眠质量，减轻血压波动，以避免意外的发生。那么，高血压患者怎样才能提高睡眠质量呢？归纳有以下几点：

（1）睡前放松：睡前 1 小时要远离电视，因为电视屏幕闪烁的光线会使人神经兴奋而影响睡眠；可进行深呼吸，听节奏缓慢和、不会令人心情激动的音乐或歌曲，使混乱的心情随着音乐节奏缓和下来，读一些容易拿起来、也容易放下的书，读一些容易理解的文章，如短篇故事，或者童年时喜欢的故事等，保持情绪稳定，不要胡思乱想，闭上眼睛静静入睡。

（2）睡前温水泡脚：按时就寝，养成上床前用温水泡脚的习惯，然后按摩双足心，可促进血液循环，调整脏腑，刺激自身免疫力，增强疾病抵抗力，这样有利于消除疲劳、改善睡眠、大有裨益，可延年益寿。

（3）睡前饮食：睡前喝奶有助于睡眠的说法早已众人皆知，因为牛奶中包含一种色氨酸，它能够发挥镇静的功效；香蕉实际上是包着果皮的"安眠药"，睡前吃有助于睡眠，它除了含有丰富的复合胺和 N- 乙酰 -5- 甲氧基色胺之外，还富有能使肌肉放松的镁；睡前禁喝咖啡、浓茶等刺激性食物，禁吃大蒜、姜等，因为晚上吃大蒜会造成胃灼热，姜使人精神亢奋；有研究显示，10 个人中有 7 个睡前会吃糖块等垃圾食品，导致整晚做噩梦。

（4）闭目而观法：微闭双眼，从眼缝中看眼前的东西，体会似视非视朦胧模糊的感觉，可以逐渐进入朦胧的状态而入睡。

（5）津液催眠：如果你是精神紧张或兴奋难以入眠，宜采取仰卧姿势，双手放在脐下，舌舔下颚，全身放松，口中生津，不断将津液咽下，几分钟后便可入眠。

（6）头东脚西法：睡觉时保持头东脚西的方位有利于克服失眠，因为这个方向顺应地球磁场。

高血压患者可参考以上几点，长期坚持，科学调理，以改善睡眠质量和减少血压波动。

74. 中午午休对高血压康复有哪些好处

俗话说"春困秋乏夏打盹"，好像每个季节都有犯困的理由。繁忙的工作和巨大的社会压力让很多的人不仅仅睡眠不足，甚至连打盹的时间都没有，午睡也变成了奢侈。可是对于压力较大的高血压患者而言，中午时间小睡片刻，不仅仅可以使下午精力充沛，还可以有效缓解高血压的症状。世界卫生组织在国际睡眠会议上强调了午睡的好处，但午睡时间不能超过 1 小时。具体说，适当的午休有以下好处：

（1）调控血压：能缓解疲劳，身心得以放松，平调血压。

（2）保护心脏：能舒缓心血管系统，并降低人体紧张度。

（3）增强记忆力：午睡可以令人的精力和警觉性得到提高。

（4）提高免疫力：午睡可有效刺激体内淋巴细胞，增强免疫细胞活跃性。

（5）调节情志：午睡可改善心情，降低紧张度，缓解压力。

75. 日常解大便时应注意什么

（1）排便有时：高血压患者要养成良好的排便习惯，为了保证大便通畅必须注意每日大便定时，形成规律的条件发射。

（2）排便姿势：不要蹲着大便，而应采取坐位式大便，时间不宜过久。

（3）谨防骤然用力：高血压患者，排便用力过猛，可出现急性脑出血、心肌梗死等严重后果，所以不能突然用力屏气。

（4）便秘指导：如果发生便秘，则应及时采取各种适当的通便措施。一般初期可吃点润滑性食物如蜂蜜等，长期便秘者需要在医生的指导下使用泻药，平素多吃富含纤维素的食物如青菜，韭菜、芹菜等，以防便秘。

76. 日常冲凉时应注意的事项是什么

高血压患者洗澡有讲究，因为皮肤一旦接触热水受到刺激，毛细血管会自然扩张，血压也会在短时间内骤然升高，同时伴随心脏出现反射性的心跳加快。洗澡过程中的冷热变化会不断刺激血压升降与心跳快慢反应，容易引起高血压患者出现急性脑、心缺血，以致出现急性脑卒中、心脏病等危险。

一个舒服的热水澡能除去人们一天的疲劳，让人精神焕发。不过高血压患者应注意以下几点：

（1）忌水温过高：水温过高会使全身皮肤血管明显扩张，使大量血液流到全身皮肤，导致心脏缺血缺氧。特别是患有冠心病、高血压等心脑血管病的老人，水温过高可使血压降低、心率加快，加重心脑血管负担，引起休克。因此，水温在 37 ~ 41℃为宜。

（2）更衣时温度忌太低：从温度高的地方，突然来到温度低的地方，身上还没有保暖的衣物，会使血管受冷收缩、血压升高，因而加重心脏负担。所以要做好保暖工作，洗完澡出来时，多披一条毛巾，或在浴室里提前换好衣服。必要时，应使用电暖气或浴霸等电器。

（3）忌久泡：泡澡时间过长，容易使人疲劳，易引起心脏缺血、缺氧。严重者，会致使冠状动脉痉挛、血栓形成，甚至诱发心律失常而猝死。此外，洗澡时间过长，头部血液供应相应减少，易导致脑缺血而发生意外。因此洗盆浴，以 20 分钟为宜，淋浴 3 ~ 5 分钟即可。

（4）忌饱餐及空腹洗澡：饭后，人体要从全身调集一部分血液到胃肠，饭后立即洗澡，会使消化道血流较少，妨碍食物消化和吸收，引起肠胃不适。另外，心脏等部位供血不足，易诱发心脑血管意外。空腹则会造成低血糖，脑部供血不足，会导致晕厥。洗澡时间应在饭后 1 小时左右为宜。

（5）要有安全意识：不要把浴室反锁；注意防滑，谨防摔倒；选择血压相对平稳的时候洗澡，预备一些治疗高血压的药物，防止意外。

77. 什么是七情六欲

七情六欲是指人们与生俱来的一些心理反应。不同的学术、门派、宗教对七情六欲的定义稍有不同，但是所有的说法都承认七情六欲是不可避免的。

通常的说法，六欲指色、声、香、味、触、法，泛指人的生理需求或欲望。人要生存，生怕死亡，要活得有滋有味，有声有色，于是嘴要吃，舌要尝，眼要观，耳要听，鼻要闻，这些欲望与生俱来，不用人教就会。后来有人把这概括为"见欲、听欲、香欲、味欲、触欲、意欲"六欲；何谓七情？儒家的说法是喜、怒、哀、惧、爱、恶、欲。这七种情志激动过度，就可能导致阴阳失调、气血不周而引发各种疾病。

78. 不良情绪对高血压发病有什么影响

不良情绪是高血压发病的基础之一。中医认为人有七情，是人体对外界事物的正常生理反应，如果超出常度，就会引起气机紊乱，伤及内脏，如怒伤肝，喜伤心等。《灵枢。口问》强调："悲哀忧愁则心动，心动则五脏六腑皆摇。"

国外学者研究发现，痛苦、愤怒通过增加外周血管阻力而升高舒张压，恐惧则通过增加心输出量而使收缩压升高，高血压患者焦虑抑郁的患病率显著高于正常人，高血压的病程和严重程度也与焦虑抑郁相关。所以高血压患者应克服紧张情绪，避免心理负担过重，保持乐观平和的心境，有利于血压的控制及身体的康复。

不良情绪，不论是愤怒、焦虑、恐惧，还是大喜大悲，都可能使血压一时性升高，主要原因是由于神经、精神因素引起高级神经活动紊乱，致使调节血压的高级自主神经中枢反应性增强，血液中血管活性物质，如儿茶酚胺等分泌增多，小动脉痉挛收缩，血压升高，此时加大降压药的剂量，效果并不理想，常持续一段时间。对高血压病患者来说，他们对情绪的变化更敏感，任何情绪的变化均可导致血压波动。因此注意控制情绪，对防治高血压病的发生发展有十分重要的意义。

79. 不良情绪对高血压康复有什么坏处

人的情绪，是心理反应的重要表现形式，与疾病的发生有着密切的关系。据有关资料统计，当代人类疾病的 50% ~ 80% 是由于不良心态、恶劣的情绪引起的，而长期焦虑、忧郁、精神紧张也正是高血压病发生的重要因素。血压对于情绪的变化是极为敏感的。情绪状态的改变可以引起血压和心率的变化。愤怒、仇恨、焦虑、恐惧、抑郁等情绪，可使血压升高，尤其以愤怒、焦虑、仇恨与血压的关系最为密切。有人甚至认为，被抑制的敌视情绪可能是血压升高的重要原因。

有研究指出，人暴怒、激动时，可使血压急升 30mmHg 左右。外界刺激引起的强烈的、反复的、长时间的精神紧张及情绪波动，可使大脑皮质的抑制和兴奋过程发生冲突，使大脑皮质功能紊乱，丧失了对皮质下血管舒缩中枢的正常调节作用，使血管处于收缩状态，引起全身小动脉痉挛，而使血压升高。因此，在高血压病的治疗中，应注意情绪对疾病的影响，并重视心理或情志疗法在综合治疗中的作用，努力使患者保持良好的情绪。

80. 如何消除不良情绪对高血压病的影响

现代医学研究表明，通过各种方式的心理或情志疗法，可使高血压病患者情绪安定、心境平和、心情舒畅、心胸开朗，有益于高血压病的治疗，对改善高血压病患者的自觉症状，稳定和降低血压，均有良好的作用。

（1）体察情绪：高血压患者要学会体察自己的情绪，转移注意力，如听轻音乐，自我暗示时，可保持站姿，或者采取坐姿，还可以躺着。

（2）乐观情绪：医学研究指出，乐观情绪是机体内环境稳定的基础，而保持内环境稳定又正是高血压病患者自身精神治疗的要旨。患者应抱着"既来之，则安之"的心态，正确对待自己的高血压病，情绪上一定要保持乐观，精神上要力排各种消极因素，以顽强的斗志、饱满的情绪、开阔的心怀与疾病斗争，自觉主动地配合治疗，就能促进高血压病的康复。

（3）释放情绪。高血压患者要意识到在生活中难免遇到一些令人生气的事，要把心中的愤怒采取适宜的方式在适当的场合释放出去，与人倾诉，平息内心的压力，而不是经常把愤怒压抑在心灵深处，这样会因为怒火迫使血压升高，可以经常参加一些活动，比如加入老年大学，学习一些自己感兴趣的东西，或者到公园跳舞、下棋。

81. 高血压患者能过性生活吗

高血压患者平时基础血压较高，性生活时血压上升会更高，心脏负担会增加，但只要掌握相关知识技巧，高血压患者也可以尽情尽兴。

（1）轻度高血压患者，性交时血压虽有所增高，但性交后可很快恢复至先前水平，因此引起心、脑、肾等急症的可能性小，还可以与正常人一样过性生活。

（2）中度高血压患者，一般血压比较稳定，并伴有轻度心、脑、肾等并发症，必须在药物保护下有节制地过性生活。

（3）重度高血压患者，有明显的头痛、胸闷、心前区不适、肾功能减退等并发症，性生活时可能诱发心、脑血管意外，所以应暂停性生活，经过药物治疗之后，再咨询医师是否可以恢复性生活。

82. 高血压患者怎么把握性生活的度

高血压患者性生活次数不宜多（一般每 1~2 周 1 次为宜），且过性生活时，情绪不宜过分激动，动作不宜过度剧烈，时间不宜持续太久。

83. 什么情况下不适合过性生活

（1）患者在饥饿、疲劳、饭后、酒后、紧张时不宜行房。

（2）中度以上的高血压患者，在血压不稳定或有上升趋势时，不宜进行房事。

（3）高血压合并有冠心病或脑血管疾病者，最好在性生活前 30 分钟服一次血管扩张药，最好用钙拮抗剂，以免在性交激动时导致血压升高而发生意外。重度高血压病患者，血压水平较高，波动较大，而且有明显的头痛，胸闷，心慌，肾功能减退等，或近期内有心绞痛发作，明显的心律失常，心功能不全者应禁止性生活。

84. 高血压患者性生活需要注意什么

（1）血压稳定：在血压不平稳，有上升趋势时，不应该进行性交。经药物控制平稳或下降后，比较安全的情况下，可以进行性活动，但应避免活动过于剧烈。

（2）休息充足：一般晚间血压要比经一夜充足的睡眠之后要高，所以高血压患者可以选择在清晨性交，然后充分休息，比如星期日的早晨。

（3）预防意外：妻子或丈夫在性交时应注意观察对方反应，注意保护对方，以防发生意外。若在性交时出现胸痛、胸闷、心慌、头痛、头晕、气急等现象时，应立即停止性交，切不可勉强为之。平静躺下，喝几口茶水，并马上服一次降压药。如情况还不缓解，应及时到医院治疗，以免发生意外。如在性生活的时候，突然出现了动作停止、意识模糊或肢体不能自如活动，常常是脑出血的表现，应立即请医生抢救，不要急于搬动，可将头部抬高，置冰袋，不能因害羞而耽误病情，失去抢救机会。

总之，饮酒、饱食、吸烟、过度紧张、焦虑、情绪激动、运动、过于疲劳、寒冷等内外环境因素，皆可促使高血压患者的血压暂时性升高，在这些情况下过性生活时更要谨慎，最好等血压平稳后再行房事。重度高血压患者在血压不稳定时要节制性生活，以防出现不测事件。经过治疗后血压平稳、症状恢复时，即可进行适当的性活动。

85. 高血压病急性发作在家如何处理

由于患者家属，是发现患者发生高血压急症的第一人，又是可以立即给予最及时治疗的第一人。因此，家属及患者自己了解高血压急症治疗知识，是决定患者预后的首要因素。高血压患者出现下列情况时，应该这么做：

（1）合并心衰发作时：患者突然心悸气短，呈端坐呼吸状态，口唇发绀，肢体活动失灵，伴咳粉红色泡沫样痰时，要考虑有急性左心衰竭，应吩咐患者双腿下垂，采取坐位，如备有氧气袋，及时吸入氧气，并迅速通知急救中心。

（2）合并心绞痛发作时：患者在劳累或兴奋后，发生心绞痛，甚至心肌梗死或急性心力衰竭，心前区疼痛、胸闷，并延伸至颈部、左肩背或上肢，面色苍白、出冷汗，此时应叫患者安静休息，服一片硝酸甘油或一支亚硝酸戊酯，并吸入氧气。

（3）脑血管意外发作时：高血压患者发病时，会伴有脑血管意外，除头痛、呕吐外，甚至意识障碍或肢体瘫痪，此时要让患者平卧，头偏向一侧，以免意识障碍，或剧烈呕吐时将呕吐物吸入气道，然后通知急救中心。

以上几点是高血压急症的急救方法，如果家里有心脑血管疾病的患者，应随时准备药物，以防万一，同时也要动员全家学习一些急救知识，还有一些高血压患者的一些饮食注意。

86. 高血压患者如何度夏

一年四季的天气变化对高血压、心脏病患者身体健康影响很大。炎夏对于高血压患者来说更是一个难熬的季节，天气炎热，新陈代谢旺盛，出汗量也较多。人体在丢失大量水分后，全身的血容量会明显下降，相反，血液的黏稠度会升高，这可能会导致血栓形成，增大了心肌梗死、脑卒中的风险。在夏季和初秋，闷热的"桑拿天"让高血压、心脑血管病患者普遍感觉较为难受，但如果注意做好防暑降温、饮食调节及调整药物剂量，患者就能顺利度过酷暑而进入凉爽的秋天。因此，安然度夏要做到：

（1）坚持血压监测：牢记夏季是高血压患者的"多事之秋"，不要放松对血压的监测观察，尤其是需要多次自测血压（推荐使用认证过的电子血压计），并做好记录，必要时去医院测量血压。当出现血压波动较大时，可进行24小时动态血压监测，根据血压的具体情况，由医生提供合理的治疗方案。

（2）把握治疗方案：切记不可自行调整治疗方案，血压没有过分降低，仍要维持原治疗方案进行。只有血压太低，或者因为血压过低产生了诸如头晕、乏力，甚至肢体功能障碍、心绞痛等症状时，才应该在专科医生的指导下，合理调整药物治疗方案。还有部分患者因为一贯血压控制不佳、睡眠状态不佳等因素，血压控制较差者，还需要增加药物的品种及剂量，以达到合适的降压目标。

（3）保持体液平衡：在夏季由于环境的温度升高，出汗及体液的蒸发较正常环境温度下，会有明显的增加，维持出入水量平衡对于身体是非常重要的，因此要根据排泄量情况，调整饮水量。当然，喝汤及食用水果也是不错的选择。但是，"多饮水对身体有益"之说要结合具体情况来看，尤其对于已经有心脏衰竭的患者来说，在补水时应该非常谨慎，切记不可短期内大量饮水，并适当控制饮水总量，必要时根据体重变化缓慢补充水量。因为短期内大量饮水可以增加心脏的负荷，诱发心衰的发作。

（4）注意降温避暑：夏季血压的波动主要是因为炎热的气温、不稳的情绪、不佳的睡眠状态及不合理的治疗方案等多重因素造成的，所以高血压患者避暑降温也是降压治疗方案的重要一环。因此，高血压患者不宜在高温的环境下进行锻炼、劳作等活动，要运动宜在早晚进行。高血压患者还应会科学使用空调，室温不要调得过低并保持恒定，一般保持在 27～28℃就可以了，当室外气温下降时也要注意室内通风。

（5）良好的生活习惯：保持良好的生活习惯、降低心血管病的危险因素。低盐饮食、良好的起居习惯、稳定的情绪对于减少血压波动都是非常重要的。另外保持大便通畅、控制体重、适当的户外运动、戒烟限酒、控制血糖血脂及合理地坚持使用阿司匹林等抗血小板药物等措施也是减少中风、心绞痛及心肌梗死等心血管并发症的有力措施，千万不可随意调整。

87. 高血压患者如何过冬

在冬季，高血压患者要注意心肌梗死、脑卒中等疾病的突发。在气候变化的情况下，血压波动性增大，其主要危险是导致急性并发病，尤其是脑出血、脑梗塞及心肌梗死等增多。过低的气温还易诱发高血压患者的血管痉挛、血压升高、心脏病。中医养生提倡冬天应早睡晚起，对于高血压患者来说更是如此。所以，应注意以下几点：

（1）防寒保暖：注意防寒保暖，避免严寒刺激，特别是寒潮袭来，气温骤降时，要注意及时添加衣服，预防感冒。尤其要注意第一次冷空气降温天气过程，对大风降温天气，应尽量少出门或不出门。

（2）合理膳食：在饮食上应当多吃一些产热量高和营养丰富的食物，如瘦肉、鸡、鱼、乳类及豆制品，少吃油腻食物，禁忌烟酒。膳食总体结构应低盐、低脂、低胆固醇，最好能使用植物油，以及多食新鲜蔬果。睡前一小时喝一杯水，清晨起床也要喝一杯，这样对血液有良好的稀释作用。

（3）适当运动：坚持适当的运动，如散步、慢跑、太极拳等。如果有晨练的朋友要注意，冬天不建议晨练，锻炼时间应该安排在下午太阳落下去以后，因为这时候气温适宜，身体的状态也好。心脑血管的危险时间在早晨的 6～10 点，高血压的晨晕现象也出现在早晨 6 点左右，如果这个时间段出去锻炼，心脏会出现问题，容易出意外。待平稳地过了白天，人体的交感、副交感神经的耐受力稳定下来后，晚上即使做一些比平时运动量大的运动，也是安全的。

（4）良好情绪：要保持良好的情绪，不要过度疲劳。因为极度愤怒或紧张都可诱发心肌梗死和脑卒中，因此，高血压病患者要保持乐观愉快的心情，切忌狂喜暴怒、忧郁、悲伤、恐惧和受惊。

（5）遵医服药：坚持服药，调整药物剂量，要咨询医生意见。切忌随意停药，一般情况高血压患者冬季应适当增加降血压药物的量。

88. 高血压患者日常外出随身携带些什么

高血压患者选择出行一定要在血压稳定的情况下，并且在出发前做好充分的准备，携带一些必要的东西。比如说，应急药箱、血压计以及用以御寒的衣物。

（1）血压计：在出行的时候尽量备一台小型血压计便于携带，也可以随时测量血压。每天按时服用降压药，把血压控制在 130/85mmHg 以下，可降低旅途中发生严重心脑血管疾病的几率。

（2）应急药：除了平时必须的降压药以外还需要备一些治疗心绞痛、心脑血管疾病的药物。即使是平常没有心绞痛的高血压患者，也要备好硝酸甘油，一旦出现胸闷、胸痛，可以立即舌下含化，缓解不适症状。

（3）御寒衣：如果患者在外出时昼夜温差大，还要带御寒衣物，预防心脑血管意外发生。

三、高血压饮食康复

89. 高血压患者饮食调节有什么重要性

俗话说"病从口入"，随着现代社会农业文明的快速发展，物质供应得到了极大的改善。人类在长期饥饿的环境中形成的饮食思维习惯未能得到及时转变，暴饮暴食、营养过剩、饮食结构不合理成为日常饮食的常态。这些不合理的饮食习惯是导致多种疾病发生的根源。高血压和饮食的关系尤为密切。长期进食高脂、高盐、高热量、高胆固醇及辛辣刺激的食物会引起血脂、胆固醇、体重等指标异常升高，从而对血管、血液、脂肪代谢等产生影响。这些因素往往影响降压药物的作用，加重患者的高血压，甚至导致多种相关疾病的出现。《黄帝内经》中提到"饮食有节""饮食自倍，肠胃乃伤"，也提到"多食咸，则脉凝泣而变色"等等，指出不合理的饮食会导致身体肢体器官的异常，这为后人在饮食调节和预防疾病方面提供了很好的启示，也就是中医的"治未病"思想，也是人类在自然生活中和与疾病斗争中取得的宝贵经验。因此，饮食调节不仅对高血压患者的康复有重要的意义，也提示我们对高血压的认识要提前。目前看似健康的"正常人"也要及早养成合理的饮食及生活习惯，从根本截断病因，避免高血压的发生，更是至关重要。

90. 高血压的饮食原则是什么

高血压患者的饮食治疗，是以减少钠盐、减少膳食脂肪并补充适量优质蛋白，注意补充钙和钾，多吃蔬菜和水果、戒烟戒酒、科学饮水为原则。

（1）饮食宜清淡：提倡素食为主，素食方式可使高血压患者血压降低。因此高血压患者饮食宜清淡，宜高维生素、高纤维素、高钙、低脂肪、低胆固醇饮食。

（2）降低食盐量：吃钠盐过多是高血压的致病因素，而控制钠盐摄入量有利于降低和稳定血压。

（3）戒烟、限酒：烟、酒是高血压病的危险因素，嗜烟、酗酒有增加高血压并发心、脑血管病的可能，酒还能降低患者对抗高血压药物的反应性。因此，高血压患者要求戒烟限酒。

91. 限盐对高血压康复有什么好处

为什么我国北方高血压发病率高于南方？这和北方饮食多偏咸，食盐量高于南方有关。高盐饮食是引发高血压发生的主要危险因素之一，研究也证实，盐的摄入与高血压呈正比，即人体摄取盐量越多血压水平就越高。食盐的主要成分是氯化钠，但人体对钠的生理需要量是很低的，成人每天需要氯化钠约为 3 ~ 5g，如摄取钠过多可造成体内水潴留，血管内压力升高，阻力增大，使心脏负荷加重。世界卫生组织建议每人每天摄盐量应小于 6g，日均摄盐量每增加 1g，平均血压上升 2mmHg，舒张压上升 1.7mmHg。因此，低盐饮食是高血压患者的基础治疗方法之一，高血压早期或轻度高血压，单纯限盐就可能使血压恢复正常。中度高血压患者限制食盐也是有益的，可调高抗血压药物的效果，并使降压药的用量减少，这样既减少了大量使用降压药可能会出现的副作用，而且也减少了医疗费用。

对于高盐的食物，我们要有个全面的认识，高盐食物不仅指食盐，还包括味精、酱油等含盐调料和火腿等含盐食品及腌制品所含的盐量，生活中要引起重视。

92. 高血压患者能吃肉类和甜食吗

肉类和甜食属于"高脂肪、高热量、高胆固醇"食物，正符合"三高食品"的特点。"三高"食物主要包括肉蛋类、各种动物类的内脏、高糖食物、油炸类食物等。其中以"麦当劳""肯德基"之类的快餐为代表。长期食用高热能、高脂肪的食物，可造成脂肪堆积，身体肥胖，并导致血管硬化、血压升高；高胆固醇食物又可使血液中的胆固醇升高，导致动脉硬化。"三高"食品应该少食，但少食不等于绝对禁忌，应该根据日常生活所需热量及血液中胆固醇的含量水平适量摄取。

93. 高血压患者能喝酒吗

酒在我们国家的历史悠久，早在夏朝时期就出现了对酒的记载。古代较多称谓，如"酤""壶觞""欢伯""金波"等。酒具有多种用途，既贯穿于人民的日常生活，也是多种文化的载体。在中医药文化中，酒与医药也有着密切的联系。《周礼》"有醫酒。古者巫彭初作醫"，讲的就是古代的巫医已经知道借助酒的作用治病。酒性温，味辛而苦甘，温能祛寒，辛能发散，所以酒能疏通经脉、行气和血、蠲痹散结、温阳祛寒；又因酒多为谷物酿造，味甘能补，故还可补益肠胃；酒还有防腐作用，能保持药物数月甚至数年时间而不变质。由此发展出我国独特的一个重要剂型——药酒。王清海教授认为高血压属于中医"脉胀"，它是由"血液""脉络""心脏"多种因素病变导致的"血脉胀满"，患者时常会出现"头晕""头痛""眩晕"等不适症状。在中医药治疗高血压疾病中往往借助酒的"通血脉"作用来提高药效。因此，高血压患者可以喝酒，但是要把握一个"度"，过度饮酒对身体伤害是比较大的。不能"酒逢知己千杯少"，也不能"会须一饮千百杯"。

94. 高血压患者能吸烟吗

关于抽烟的危害，大家已经应该有起码的了解。高血压与抽烟的关系又非常密切，但戒烟对于很多人来说仍然是很难的抉择。然而，一位高血压患者决心戒烟是起因于这样一件偶然的事：他抽了两支香烟之后又测血压，使他大吃一惊，原来他发现自己的收缩压及舒张压比抽烟前均提高 10mmHg，他害怕了。确实，很多高血压患者长期吸烟，已经成为一种习惯，但对吸烟的危害了解不深，待到"吃一堑"的时候，戒烟也为时已晚。吸烟有以下危害：烟叶内含有尼古丁会兴奋中枢神经和交感神经，使心率加快，同时也促使肾上腺释放大量儿茶酚胺，使小动脉收缩，导致血压升高。尼古丁还会刺激血管内的化学感受器，反射性地引起血压升高。长期大量吸烟还会促进大动脉粥样硬化，小动脉内膜逐渐增厚，使整个血管渐渐硬化。同时，由于吸烟者血液中一氧化碳血红蛋白含量增多，从而降低了血液的含氧量，使动脉内膜缺氧，动脉壁内脂质沉积增加，加速了动脉粥样硬化的形成。因此，吸烟是高血压、中风、冠心病等多种疾病的罪魁祸首。抽烟不单单损害自己的健康，家人和他人也会跟着受累。所以，为了自己和他人的健康，请尽早戒烟！

95. 有益于血压的食物有哪些

常见的降压食物较多，大致可以分为以下几种：

（1）蔬菜类

西红柿含有蛋白质、脂肪、多种维生素和微量元素，具有降血压功效，是治疗晕眩的常用食物。

芹菜富含丰富的蛋白质、胡萝卜素和多种维生素，钙、磷等矿物质，具有降压降脂的功效。

萝卜有清热利尿、凉血止血、降血压等功效。

（2）水果类

西瓜对高血压有良好的治疗作用，取西瓜翠衣煎汤代茶饮，疗效甚好；苹果含有丰富的有机酸、果糖、果胶、纤维素及锂、溴、锌等微量元素，能防治动脉硬化。

柠檬富含维生素 C 和维生素 P，能增强血管弹性和韧性，可预防和治疗高血压等心血管疾病。

橘子中的维生素 C、胡萝卜素的含量高，能软化和保护血管、降低胆固醇和血脂。

（3）茶类

决明茶：草决明 250g，蜂蜜适量。用蜜炙草决明，待冷后贮于玻璃瓶中。每用 10g，泡水代茶饮。本方能清头目、通大便，可治疗高血压引起的头痛目昏等症。

芹菜红枣茶：芹菜 350 ~ 700g，红枣 100 ~ 200g，绿茶 10g。加水适量煮汤。每日分 3 次饮服。适用于高血压心烦易怒者。

菊花山楂茶：菊花、茶叶各 10g，山楂 30g。用沸水冲沏，代茶。每日 1 剂，常饮。能清热、降压、消食健胃、降脂，适用于高血压、冠心病及高脂血症。

龙茶散：绿茶 50g，龙胆草 30g。共研细末，温水冲服。每次 3g，每日 2 次。能清热泻火，平肝降压。适用于肝火鼎盛所致的高血压、口苦等症。

复方菊槐茶：菊花、槐花、绿茶各 6g，龙胆草 10g。以沸水冲沏，待色变浓后饮用。每日代茶常饮。能清热散风、降压，适用于高血压引起的眩晕。

（4）其他

香菇含有香菇嘌呤等核酸物质，能促进胆固醇分解。常食香菇能降低总胆固醇及甘油三酯，具有消食、去脂、降压等防病养生功效。

绿豆是夏季的清暑佳品，具有降低血脂、保护心脏的防病养生作用，对高血压及冠心病都有预防作用。

黑木耳含糖、脂肪、B 族维生素、蛋白质以及钙、磷等微量元素，具有补益气血、降脂降压等功效。

附：高血压食疗方

（1）芹菜粥：芹菜连根 120g，粳米 250g。将芹菜洗净，切成六分长的段，粳米淘净。芹菜，粳米放入锅内，加清水适量，用武火烧沸后转用文火炖至米烂成粥即可。

（2）菊花粥：菊花末 15g，粳米 100g。菊花摘去蒂，磨成细末，备用。粳米淘净放入锅内，加清水适量，用武火烧沸后，转用文火煮至半成熟，再加菊花细末，继续用文火煮至米烂成粥。

（3）绿豆海带粥：绿豆、海带各 100g，大米适量。将海带切碎与其他 2 味同煮成粥。可早晚食用。

（4）荷叶粥：新鲜荷叶 1 张，粳米 100g，冰糖少许。将鲜荷叶洗净煎汤，再用荷叶汤同粳米、冰糖煮粥。早晚餐温热食。

（5）醋泡花生米：生花生米浸泡醋中，5 日后食用，每天早上吃 10～15 粒，有降压、降低胆固醇作用。

（6）胡萝卜粥：用鲜胡萝卜 120g 切碎，同粳米 100g 煮粥食用。

96. 高血压合并冠心病饮食康复方案

高血压患者除了以上饮食要遵循的基本原则外，如果又有冠心病，那么饮食应要注意什么呢？除了高血压低盐低脂等饮食外，我们还要注意减少心脏的负担。归根结底，食物是为了给生命提供能量，维持生命的持续状态，人类从古至今都在为这个目标奋斗。现代社会的发展使物质供应得到了极大地改善，人们摄入的食物足以满足维持基本生命维持，甚至超量摄入造成了营养过剩，导致代谢紊乱，出现肥胖、血脂升高等一系列问题，加重心脏负担，容易诱发或加重冠心病的发生发展。因此，高血压合并冠心病的患者要做到以下几点：

（1）清淡饮食，控制摄入食物的热量。限制过多脂肪、胆固醇及高热量食物摄入。可进食瘦肉及鱼类，另外要多进食粗粮，以增加复杂的糖类、纤维素、维生素的含量，如玉米、燕麦、荞麦、高粱、大豆、麦麸、大麦、糙米等。

（2）避免辛辣刺激食物，如芥末、辣椒、咖啡、浓茶、酒等。辛辣刺激食物可兴奋大脑，影响睡眠及心脏神经，对冠心病的康复和预防均不利。

（3）不暴饮暴食。暴饮暴食不仅会增加胃肠负担，更加重心肌缺血，诱发冠心病心绞痛的发生，往往冠心病患者胸痛发作多在饭后就是这个原因。

97. 高血压合并糖尿病饮食康复方案

控制总热量是高血压合并糖尿病饮食治疗的重中之重。摄取的热量以满足身体需要为标准。在饮食方面，大家都知道含糖量较高的食物是要严格控制的，但是也要注意"淀粉"这种隐形热量。淀粉食品被吃进去后，可转变成葡萄糖而被人体吸收，所以也应控制这类食品。谷类是日常生活中热能的主要来源，其他食物，如乳、豆、蔬菜、水果等也含有一定数量的碳水化合物。莜麦、燕麦片、荞麦面、玉米渣、绿豆、海带等均有降低血糖的功能。

充足的食物能够延长食物在胃肠道的传送时间，减缓人体对能量的吸收，降低空腹血糖、餐后血糖以及改善糖耐量。因此糖尿病患者饮食中要增加膳食纤维的量。

蛋白质和维生素是糖尿病患者膳食中不可缺少的。进食蛋白应以优质蛋白为主，乳、蛋、瘦肉、鱼等是理想的蛋白质。植物蛋白的生理价值低于动物蛋白，植物蛋白应当适当控制。糖尿病患者维生素 B 族消耗增多，进食 B 族维生素丰富的食物在改善糖尿病神经症状方面有很大益处。

98. 高血压合并痛风饮食康复方案

痛风的发病与日常饮食有直接的关系，痛风病的根源在于体内尿酸过高，所以，痛风病在医学上又被称为高尿酸血症。大多数人尿酸过高的原因是长期进食高嘌呤食物，导致体内尿酸水平不断升高，最终形成尿酸结晶，附着于人体远端的脚趾、手指关节处，引发痛风。因为食物中嘌呤的含量差别很大，所以要明白哪些食物是痛风患者尽量少吃或不能碰的，简单的口诀是：豆腐豆浆老火汤，虾蟹海鲜啤酒汤。痛风病患者要适当加大日常饮水量，从而加大尿量，促进尿酸正常排出。如果是在痛风病间歇发作期，为促进药物吸收，加快药物分解排泄，更要加大饮水量，最好保持每天饮水 2 000ml。

四、高血压运动康复

99. 什么是运动康复

平时在看病过程中，接触过很多高血压患者，他们经常喜欢问我："医生，我得高血压病好多年了，我现在可注意生活起居了，早起早睡，每天都监测血压。有时间就散散步，其他的一切运动都不敢做了，就怕运动后血压升高。"其实，这种思想已经困扰了很多高血压患者，因为平时他们看病的时候，医生都会提醒患者，不能剧烈运动，因为运动过程中血压是波动的，所以这就导致了很多患者不敢运动。这种说法是不正确的，下面我将和大家一起聊聊运动康复。运动康复主要是指：通过运动去治疗各系统性疾病和促进肢体、语言、情志康复，使体弱者健强，提高机体的免疫能力，调解人的焦虑状态。运动康复的特点有四：

（1）运动康复针对性强：运动康复是最新兴起的一门学科，它主要通过运动去促进身体功能的康复，不同疾病的患者选择的运动康复各有不同，如高血压患者不适合剧烈或者竞技类项目，肥胖类患者就比较适合高强度，长时间的运动。所有的患者在进行运动康复前需咨询医生，选择最适合的一类运动，循序渐进地增加运动强度等。

（2）运动康复者主动性强：参加运动康复者，一般都有较强的主动性，能够认识到自身的疾病，或者意识到自身疾病给生活带来了不变，增加了生活的经济负担。为了缓解这种情况，主动的参与运动康复，并有坚强的意志力想通过运动来达到强身健体。

（3）运动康复整体性强：运动康复主要通过人体的自然活动来达到防治疾病的目的，通过增加人体新陈代谢，促进血液流动，增强人体抵抗力。运动康复不受年龄、性别和体质强弱的限制，选择合适的运动，在医师的正确指导下，可以收获到良好的效果，并且对人体无副作用。

（4）运动康复具有双重效果：运动康复的人群不局限于是高血压、糖尿病、冠心病的患者，也可以是体弱或者亚健康人群。因为运动康复既能防治疾病，也能强身健体。参加运动康复时，具有针对性的防治某一类疾病，同时也是一种促进身心健康的过程。无论是参加什么形式、什么性质的运动康复，都具有康复身体和促进身心健康的双重效应。

运动康复的原则主要有三点：①自身功能训练；②整体运动康复；③回归社会，参加社会劳动。

100. 运动康复对高血压有什么好处

运动康复对高血压患者是有好处的，我们临床观察到，绝大多数高血压患者，特别是中青年高血压患者，常常会感觉到头晕、头痛、头胀、目眩、失眠、心悸、纳少、急躁易怒。经过一个时期的运动康复后，这些临床表现会逐渐减轻，甚至完全消失。同时血压也会出现不同程度的下降。那是什么原理导致血压下降，临床症状改善的呢？我们从以下几个方面谈谈运动康复的作用机制。

（1）强身健体，扶正祛邪。《素问遗篇·刺法论》："正气存内，邪不可干。"当人体脏腑功能正常时，正气旺盛，气血充盈流畅，卫外固密，外邪难以入侵，内邪难于产生，就不会发生疾病。《素问·评热病论篇》："邪之所凑，其气必虚。"一个人体质虚弱，正气不足，就容易被外邪侵犯而发病。运动康复主要以调理人体气机为目的，调动人体正气，使之旺盛，增强适应外界环境能力。运动康复能增加人体的抗病能力，提高人体的免疫力，能够消除或者阻止病原的入侵和发展，做到扶正祛邪的作用。

（2）气血通畅，身心愉悦。《素问·宣明五气篇》："久视伤血，久卧伤气，久坐伤肉，久立伤骨，久行伤筋，是谓五劳所伤。"中医讲究适可而止，最忌讳"久"。久坐最能体现出不运动的危害，久坐会导致气血不通，肌肉松弛，倦怠乏力。运动康复能够运行全身气血，促进血液运行，调畅气血。运动康复首先会消除患者紧张情绪，从而改善大脑功能，使高血压患者情绪稳定，心情舒畅，改善大脑皮质、中枢神经系统及血管运动中枢。其次促进患者新陈代谢，增强心脏功能，运动康复时骨骼及肌肉对氧的需求量增加，全身新陈代谢加快，促进心肌收缩，增加心脏的血液输出。

（3）储备能量，防病保健。生命在于运动是古今中外人之共识。《吕氏春秋·尽数篇》："流水不腐，户枢不蠹，形气亦然，形气不动则精不流，精不流则气郁。"《灵枢·营卫生会》："营行脉中，卫行脉外，营周不休，五十而复大会，阴阳相贯，如环无端。"中医认为运动康复可以活动筋骨，调节气息，静心宁神，从而畅达经络，疏通气血，和调脏腑，达到增强体质延年益寿的目的。

101. 哪些高血压患者适合做运动康复

在门诊遇见过一位中年男性患者，体型很健硕，在一次体检过程中发现血压升高，后规律监测几天，血压最高达158/98mmHg，遂来我老师门诊就诊，老师详细询问病史及四诊合参后，建议患者口服中药调理加运动康复，后来随访，患者通过运动康复，及口服中药调理，血压逐渐降至正常范围内。那什么样的高血压患者适合运动康复呢？

（1）新发现的高血压患者，此类患者病程一般较短，未口服药物治疗，比较适合行运动康复。

（2）血压控制平稳，近三个月患者血压无明显波动，维持在160/90mmHg以下，现在以单物或者联合用药维持的患者。

（3）无明显临床症状的高血压患者，主要是在体检或者不经意的一次测量发现血压升高，此类患者一般体型较为肥胖或者缺少运动。

以上人群都需要在临床医师的指导下行运动康复。

102. 哪些高血压患者不适合做运动康复

上一节，我们讲到了三类高血压人群适合行运动康复，那么又有哪些人群不适合运动康复呢？

（1）血压控制不平稳的患者，或者收缩压大于160mmHg，舒张压大于100mmHg的患者不适合做运动康复。

（2）靶器官损害，如合并严重的心、脑、肾等危重疾病的患者不适合做运动康复。

（3）血压波动较大，运动时会出现心绞痛或者其他症状的患者。

103. 选择运动康复时注意的原则

运动康复可以使血压下降，不参加运动的患者发生血压升高的危险性增加。但是高血压患者的运动康复并非是随意的，无限制的。如果无相关专业的医师指导，而是随意的选择，反而会增加心血管疾病发生的风险。高血压患者在选择运动康复时应该注意以下原则：

（1）高血压患者比较适合锻炼一些较为放松、节奏较慢、运动量较小、竞争不激烈，且不需要过分低头弯腰的运动康复，这样易于实行和坚持，安全性高，能收到较好的降压效果。

（2）严格掌握适应范围。严重的高血压病伴有头晕、目眩的患者，暂时不宜参加运动康复；高血压病已经发生心、脑、肾等危重并发症，如已经合并高血压心脏病、不稳定型心绞痛、近期心肌梗死、恶性心律失常的患者，应当停止康复运动。

（3）把握好康复运动量，运动量的指标是患者的自我感觉及运动时的心率。正常人的心率波动在 60～100 次 /min，运动时的心率一般不超过 120 次 /min，衡量运动适宜的公式为 170 - 年龄。

（4）高血压病患者不宜做需要憋劲屏气的运动康复，如举重、拔河、赛跑等，以免在运动过程中收缩压过度升高，导致脑血管破裂，引发中风。

（5）高血压患者不适宜经行冬泳或在寒冷的早晨经行室外锻炼，以免因强烈的冷刺激使血压急速升高。

104. 运动康复需要做哪些准备工作

运动康复前需要做好充分的准备工作，准备工作充足，运动康复会收到事半功倍的效果，那么在行运动康复前应该做好那些准备工作呢？

（1）运动康复前，需要对身体做一个全面的检查，排除隐匿性疾病，如脑血管畸形狭窄、血压控制不平稳，肾功能不全等，在专业医师做过充分的评估后，再制定有效的运动方案为宜。

（2）运动康复项目主要以有氧运动为主，不宜行高度用力、屏气使劲、强度大、竞争大的运动。并且需要患者喜欢这项运动，能够做到喜爱及适宜两不误。

（3）运动康复的时间不宜饱食之后或者饥饿时，最好能够合理安排时间，做到每次同一时间，同一地点，同一项目。

（4）每次运动康复时，需要家人或者好友陪伴，防止运动过程中出现不可预知的风险，如恶性心律失常、不稳定型心绞痛、心力衰竭等。一旦出现此类情况，需立即拨打 120 急救电话。

（5）运动康复需要循序渐进，不能有急于求成，逐渐增加运动量，每次适宜就好。

105. 运动康复的方式有哪些

运动康复的方式多种多样，因每个人的体质不一样，患病情况不一样，在医生的建议下选择合适的运动康复是最好的。下面我们主要讲解下高血压患者的运动方式。

（1）气功：气功运动主要是以"动""静"相结合的运动形式作为康复运动，主要通过调身、调息、调心来把人体的精神、形体、气息能动地结合起来，以达到防病治病、保健强身、抵抗衰老。在行气功运动时，需要端正心态、辨证练功、因人施宜、动静结合。

（2）太极拳：是我国特有的古老而有效的运动康复，主要以动作轻柔，思想集中，动中有静且不受时间、场地的限制，对防止高血压具有较好的疗效，深受广大患者喜爱。练拳时要选择安静、空气新鲜及无人干扰的环境下，集中思想，排除杂念，用意识支配动作。需要领悟拳中奥妙，而非一日之功即可达到。

（3）游泳：游泳是克服水的阻力而不是克服重力，肌肉和关节不易受损，能有效保护膝关节；冷水环境下运动，热量消耗大，配合节食，属于减肥效果显著的运动。运动周期：每周3～4次，每次30～60分钟。

（4）慢跑：提高睡眠质量，通过跑步，大脑的供血、供氧量可以提高20%，这样夜晚的睡眠质量也会跟着提高；"通风"作用，在跑步的过程中，肺部的容量平均从5.8L上升到6.2L，同时，血液中氧气的携带量也会大大增加；保护心脏，血压和血管壁的弹性也会随着升高；解压，慢跑可以抑制肾上腺素和皮质醇这两种造成紧张的激素分泌，释放让人轻松的物质。运动周期：每周3～4次，每次40～60分钟。

（5）自行车：预防大脑老化，提高神经系统的敏感度；提高心肺功能，锻炼下肢肌力和增强全身耐力。骑自行车对内脏器官的耐力锻炼效果与游泳和跑步相同。自行车还可以瘦身，是周期性的有氧运动，热量消耗较多。运动周期：每周4～5次，每次40～60分钟。

106. 每天运动量多大比较合适

血压控制稳定的高血压患者如何评估运动量呢？不同高血压患者应当按照自己的身体条件，如血压控制情况、安静时心跳次数、年龄以及有无心脏、脑、肾脏病变等，合理选择运动量。

最简单的就是运动"三五七"方案，即：每天坚持 30 分钟锻炼，每周 5 次以上。运动强度逐步增加，使目标心率达到 170 – 年龄的标准。切记不要超过目标心率。同时，运动前五分钟要做好自我调整，如动动脖子、弯弯腰、活动一下关节。运动后 5 分钟要做好放松运动，不要突然停下。

例如：一名 60 岁的患者，目标心率为 110 次 /min，开始运动时心率可在 90 次 /min，以后逐渐加大运动量，但心率不应超过 120 次 /min。

在选择合适的运动量时患者自我感觉很重要。运动时应感到全身发热、出汗，运动后，有轻度疲劳感，但很快恢复，并且感到精神焕发，工作效率倍增。

107. 什么是有氧运动

有氧运动也叫有氧代谢运动，是指人体在氧气充足供应的情况下进行的体育锻炼。有氧运动的目的在于增强心肺耐力。在运动时，由于肌肉收缩而需要大量养分和氧气，心脏的收缩次数便增加，而且每次压送出的血液量也较平常为多。同时，氧气的需求量亦增加，呼吸次数比正常为多，肺部的收张程度也较大。所以当运动持续，肌肉长时间收缩，心肺就必须努力地供应氧气分给肌肉，以及运走肌肉中的废物。而这持续性的需求，可提高心肺的耐力。当心肺耐力增加了，身体就可从事更长时间或更高强度的运动，而且较不易疲劳。有氧运动的好处是提升氧气的摄取量，能更好地消耗体内多余的热量。特点是强度低，有节奏，持续时间较长。要求每次锻炼的时间不少于 1 小时，每周坚持 3 ~ 5 次。通过这种锻炼，氧气能够充分酵解体内的糖分，还可消耗体内脂肪，预防骨质疏松，调节心理和精神状态，是健身的主要运动方式。常见的有氧运动项目有瑜伽、步行、慢跑、滑冰、游泳、骑自行车、打太极拳、跳健身舞、做韵律操等。

108. 什么是无氧运动

　　无氧运动是指肌肉在"缺氧"的状态下高速剧烈的运动。无氧运动大部分是负荷强度高、瞬间性强的运动，所以很难持续长时间，而且疲劳消除的时间也慢。无氧运动是相对有氧运动而言的。在运动过程中，身体的新陈代谢是加速的，加速的代谢需要消耗更多的能量。人体的能量是通过身体内的糖、蛋白质和脂肪分解代谢得来的。当我们从事的运动非常剧烈，或者是急速爆发的，例如举重、百米冲刺、摔跤等，此时机体在瞬间需要大量的能量，而在正常情况下，有氧代谢是不能满足身体此时的需求的，于是糖就进行无氧代谢，以迅速产生大量能量。这种状态下的运动就是无氧运动。这种运动会在体内产生过多的乳酸，导致肌肉疲劳不能持久，运动后感到肌肉酸痛，呼吸急促。其实是酵解时产生大量丙酮酸、乳酸等中间代谢产物，不能通过呼吸排除。这些酸性产物堆积在细胞和血液中，就成了"疲劳毒素"，会让人感到疲乏无力、肌肉酸痛，还会出现呼吸、心跳加快和心律失常，严重时会出现酸中毒和增加肝肾负担。所以无氧运动后，人总会疲惫不堪，肌肉疼痛要持续几天才能消失。要是想让自己的身体更强壮一些，可以到健身房去参加无氧运动。不过，在锻炼的时候，最好听从健身教练的指导，选择一个适合自己的训练计划。常见的无氧运动项目有：短跑、举重、投掷、跳高、跳远、拔河、俯卧撑、潜水、肌力训练（长时间的肌肉收缩）等。

109. 高血压患者怎么步行

　　俗话说："铁不冶炼不成钢，人不锻炼不强壮。""饭后百步走，活到九十九。"唐代医家孙思邈曾说："食毕当行步，令人能饮食、灭百病。"清代名医曹延栋在《老老恒言》中指出："坐久则络脉滞，步则舒筋而体健，从容展步，则精神足，力倍加健爽。"也就是说人需要运动，运动可以强身健体。那么高血压患者适宜什么运动呢？首选步行，步行是最经济、最简单的运动方式，也是防治高血压的有效措施。那在步行过程中，应该掌握一下几个要点：首先，步行的时间，因为人体血压有两个峰值，也就是晨峰血压和午后血压升高。早晨人体交感神经兴奋，运动后会进一步加剧交感神经兴奋，心跳加快，血压升高，也就是晨起 6 ~ 9 点不适宜运动。建议傍晚吃完晚饭后进行步行。其次，步行的路程及时间，建议每次步行 3km，时间在 30 分钟以上。每周步行 5 天为宜，因为只有规律的步行运动才能起到效果。

110. 高血压患者能跑步吗

跑步分为慢跑和快跑两种方式，前者主要用来健身，后者一般都是竞技性活动。对于高血压患者我们建议慢跑。因为慢跑属于有氧运动的一种，慢跑也是最简单易行的活动。慢跑可以帮助肥胖患者减肥，能增加肺活量，促进血液循环，扩张血管，降低血压，减少高血压病的并发症。慢跑之前首先做好准备活动，这样，才能在慢跑过程中保证机体各个器官功能的协调。可以做做徒手体操，或者打打八段锦、太极拳等。也可以先走一段路，然后过渡到慢跑。其次要掌握好慢跑的姿势，在慢跑过程中应该以两手微握拳，上臂和前臂弯曲到 90°左右，两臂自然前后摆动，上半身略向前倾，尽量放松全身肌肉。两脚落地要轻，宜前脚掌先着地。在跑步的过程中，最适宜用鼻子呼吸，避免张口呼吸，防止空气直接刺激咽峡、气管，从而引起干咳、恶心等不适。最后，在慢跑行程将结束时，要逐渐减慢速度，使人体机能慢慢缓和下来，不可突然停止，因为经过较长时间的慢跑之后，人体内的血液循环加快，如果马上静止不动，四肢的血液不能很快循环到脑和心脏，会导致大脑和心脏出现短暂的缺氧。慢跑结束后，宜迅速擦汗，穿好衣服，休息半小时左右再进行洗浴。慢跑前要监测血压值，血压控制不平稳的，或者血压波动在 160/100mmHg 以上的，或者合并心、脑、肾等严重并发症者不建议慢跑。

111. 高血压患者能登山吗

登山是我们节假日特别喜欢的节目，特别是老年人，没事就喜欢和一群好友登高望远。在我门诊有位李大叔，以前没有查出高血压病前，特别喜欢和老伴一起带着小孙子爬山。自从去年在爬白云山的过程中出现头晕，伴有恶心欲呕，天旋地转感，经休息后未见明显缓解，遂拨打120，由120医师送回我院，测血压200/120mmHg，予降压等对症处理后，李大叔的血压逐渐下降，后定期监测血压，诊断为高血压病。之后，他一直在我门诊口服降压药治疗，血压控制一般，嘱咐李大叔平时多运动，饮食需低盐低脂，李大叔说以前到了周末，就去爬白云山，现在再也不敢爬山了，说爬山会引起血压升高，导致头晕不适。

那高血压患者能登山吗？我的答复是，高血压患者是可以登山的，首先要控制好血压，将血压控制在140/90mmHg以下，且不伴有心、脑、肾等其他危重疾病；其次，登山前要休息好，不能有熬夜、饥饿、饱食、受凉等情况，并做好准备工作，带好饮用水；最后，建议不要独自登山，建议带好家属，必要的时候可以给予帮助。

112. 高血压患者能坐飞机吗

自从1903年莱特兄弟俩发明飞机以后，航空事业的不断发展使各国之间的距离明显缩短，旅游事业稳步上升。很多人退休以后就想出国走走，看看大千世界的美好。可事与愿违，总有那么点事，让人不顺心。李阿姨最近就碰见一件不顺心的事，她想和老头子一起坐飞机去美国旅游，但子女死活不同意，说李阿姨有高血压病，不适合坐飞机。

那高血压患者真的不适合坐飞机吗？答案是否定的。大家惧怕坐飞机，是因为飞机在起飞的时候因为重力加速作用，全身血液快速流向下肢，可能会短暂性引起患者心脏或者脑部缺血缺氧；飞行过程中如有应急情况，可能会使患者的交感神经兴奋，导致血压一过性升高；还有时差、低氧、气候等环境因素可使患者感到不适，容易诱发血压升高，心绞痛等。如果近期出现以下情况，不建议乘坐飞机出行，第一，血压控制不佳，波动较大，收缩压在160mmHg以上，舒张压在100mmHg以上；第二，时常有头晕、恶心欲呕，视物模糊，伴有天旋地转感，或者短暂四肢活动障碍等；第三，频繁出现胸闷或者胸痛等不适；第四，近半年内，有卒中、急性心肌梗死、心力衰竭等病史。那哪一类高血压患者可以乘坐飞机呢？首先，患者有足够的承受能力，不惧怕飞机在飞行过程中遇见的突发情况；其次，血压控制平稳，按时服药，能够自行活动的，不伴有心、脑、肾等危重疾病；最后，在乘坐飞机的过程中，携带短效降压药物。

五、高血压的传统中医疗法康复

113. 什么是中医传统疗法

中医传统疗法包括狭义和广义的内涵，狭义的传统疗法包括了针灸疗法、刺血疗法、推拿按摩、刮痧疗法、贴敷疗法、拔罐、火疗、气功等。其中部分疗法经过现代中医学者的继承与发展，结合现代医学理论及现代中西医结合理论的精华进行探索研究，形成了既继承原传统疗法的特色与优点又具有创新性的新型临床实用型传统疗法，如腹针疗法、平衡针疗法、热敏灸疗法、雷火灸疗法、穴位埋线疗法、电热针疗法等，从而形成了具有时代特色的广义中医传统疗法。

114. 中医传统疗法有什么特点

中医传统疗法的特点可概括为 4 个字：简、便、效、廉。即方法简单，操作便捷，疗效显著，同时经济廉价。

115. 治疗高血压有哪些中医传统疗法

治疗高血压常用的疗法包括推拿按摩、针刺、中药贴敷、药枕、刮痧、拔罐、火疗、气功、耳穴和艾灸疗法等，正确运用中医传统疗法可有效预防和治疗高血压，达到治病保健的目的。

116. 什么是推拿按摩疗法

通俗一点，推拿就是按摩，按摩就是推拿，它们在古代叫作"按跷""导引""案抓""摩消"等。只不过，现在医学术语中常将医生操作的以治病为目的的按摩手法称为"推拿疗法"，而由患者或者旁人操作的，以保健康复为主的方法叫作"自我按摩"或"保健按摩"。这些方法有简便易行、副作用少、应用广泛的特点，患者在医院和家中都可以进行治疗。推拿按摩疗法的起源，可以追溯到远古时代，其发展也是人类自身社会实践的一个总结，当时人们受到寒冷、跌伤、扭伤、撞击等意外损伤时，都会本能的自己或让同伴用手按揉体表患处以抵御寒冷、减轻疼痛，从而发现其特殊的治疗作用。据史料所载，"导引按跷"出自我国中州地区。《黄帝内经》异法方宜论中描述："中央者，其地平以湿，天地所以生万物也众，其民食杂而不劳，故其病多痿厥寒热，其治宜'导引按跷'……"唐太仆王冰在其《内经·素问》注释中将它解释为："摇筋骨，动肢节抑按皮肉，捷举手足……"文中提及了皮肉、手足，可见当时按摩治疗的发展已经相当成熟，不仅局限在体表，而且包含了肢体活动。发展到今日，按摩推拿已经系统的归纳到中医传统疗法，尤其是在经络腧穴学的指导下，配合了某些特性的手法进行的防治疾病的方法，以起到舒筋活络、调和气血、提高机体免疫力的作用，经络舒展、气血运行通畅，人自然身体健康，反之则为疾病所困。推拿按摩疗法已有千百年的历史，现在很多医院已设有推拿门诊及住院部，广泛的应用于临床各种疾病的防治，成为中医具有代表性的中医传统疗法之一。

117. 高血压推拿康复需要注意哪些问题

（1）掌握适应证和禁忌证：提倡轻、中度慢性高血压患者可以做推拿疗法，平时的血压小于 180/110mmHg，伴有头晕、头痛症状的患者疗效更显著。血压高于 180/110mmHg，尤其突然出现高血压危象者；对有结核或化脓性骨关节病，以及皮肤破裂、烫伤、肿瘤或正在出血的局部，太饥太饱、剧烈运动、酒醉后的患者；妇女在孕期或经期禁止下腹部推拿疗法。

（2）注意辨证施法：运用推拿疗法治疗疾病必须辨证论治，正确施用手法，对于血压过高的重症患者应同时配合药物等综合治疗。

（3）需要坚持治疗：应用推拿疗法治疗高血压病需要 1 个月以上才能收获明显疗法，需持之以恒，坚持治疗。

（4）手法宜轻柔：推拿手法治疗高血压的操作须轻柔灵活，尤其在敏感部位施治时手法更应轻柔，切忌用重力或蛮力，只可单侧操作，不可双侧同时进行，以免强刺激诱发血压升高。

118. 推拿常用的手法有哪些

推拿的手法种类繁多，运用是否恰当，直接影响推拿疗法的治疗效果。推拿疗法治疗高血压病的常用手法有以下几种：

（1）一指禅推法：用拇指着力于治疗部位，运用腕部的往返摆动拇指，使拇指的力量作用于经络穴位上，操作时需注意三大要领，沉肩、垂肘，悬腕，并且持续不断的作用于治疗部位，拇指摆动频率为 120 ~ 160 次 /min。这种治疗方法以头面部、胸腹部最为常用，具有通经活络、行气活血、平肝降压等作用。

（2）揉法：用手指螺纹面、手掌大鱼际、掌根吸定于治疗部位，作轻柔和缓的环旋运动，并带动治疗部位皮下组织的手法，这项方法在生活中是最常用的，哪里痛、酸、胀，我们都会习惯性用手掌或手指部位进行揉捏，但需注意的是施用揉法的过程中不能有体表摩擦，不能过于向下按压，动作应连贯，保持 120 ~ 160 次 /min 的频率。揉法具有疏通经络，止痛降压，健脾和胃的功效。

（3）抹法：用拇指螺纹面或手掌紧在体表上下左右或弧形曲线推动，注意推抹的力度，防治损伤皮肤，操作时可涂上少量润滑剂，方便更好地完成操作，该法适用于头面部，具有扩张血管，醒脑降压，安神明目，疏通经络的作用。

（4）擦法：用手掌紧贴体表，稍稍用力下压，做直线往返摩擦，使局部产生一定的热量。动作应连续不断，摩擦距离宜拉长。本法适用于全身各处，具有温经通络，活血止痛，宽胸理气，安神降压等功效。

另外，常用的推拿手法还有扫散法，即用拇指外侧螺纹面在头颞部作摩擦移动，可简单理解为在太阳穴处作单向推动，以达平肝潜阳，醒脑降压等作用。还有摩法和拿法，前者是用手掌在胸腹部部位作环形摩擦，调理脾胃、宽胸理气，后者是在颈部、肩部、四肢等肌肉较丰盈的地方提捏肌肤，以奏镇静止痛，醒脑降压，开窍醒神之功。

119. 自我按摩的方法有哪些

自我按摩法可调节大脑皮质功能，改善脑内血液循环，使微血管扩张，血液增加，血压降低，防止动脉硬化。高血压自我按摩法主要分为头功和耳功，直接作用于头颈部及耳部，便于自行操作和控制力度。这里介绍常用的自我按摩法。

（1）头功：①两手掌心相对，四指放在额前发际，拇指按压太阳穴做回旋按摩，连做 10 次，然后拇指沿头部推至后颈部风池穴处，点揉半分钟，重复 4～6 次；②两手对掌搓热，从前额向下推到喉前，再用单手掌或双手掌从颈项向下推搓 4～6 次，重复 4～6 次。

（2）耳功：①两手握半拳，分别按摩左右耳轮，上下来回摩擦半分钟，然后用中指指尖插入耳孔内摩擦数次；②两手握半拳，食指在耳前，拇指按在耳后降压处由上向下摩擦降压沟，连做 16 次。

120. 点穴按摩法的穴位有哪些

点穴按摩法的穴位以降压的经验穴，能缓解高血压所致头晕、头痛症状为主，常用的有阴陵泉、太冲、谷穴、三阴交、风池、百会、足三里、翳风等，按摩过程中，用手指在穴位周围做顺时针方向的圆圈形动作，每分钟 30～40 下，从外周逐渐向中心移动，到穴位上压力加重，方才减轻。点穴按摩法可使血压稳定，血液循环恢复正常，故能解除高血压症状。

121. 舒心降压操

根据中医平肝熄风的理论，针对相关经络穴位，加以按摩，可以调整微血管缩舒作用，解除小动脉痉挛，疏通气血，对于高血压病的预防和治疗有明显作用。按摩时穴位要准确，以局部酸胀、皮肤微红为度。

在做操过程中，如发现有头痛、头胀或心慌、胸闷等症状，应减少锻炼量，或暂时中止锻炼。做操一段时间后，感到舒适、脑清和放松，此为有效的反应。

122. 什么是中药贴敷疗法

贴敷疗法又称"外敷法"，是将各种不同的药物制成鲜药泥剂、药汁剂、水膏剂、醋膏剂、酒膏剂、油膏剂等，贴敷于患部或一定穴位上，通过药力作用于肌表，通过局部皮肤的吸收，内传于经络、气血、脏腑及局部病灶，从而治疗各种全身性疾病的一种方法。

123. 中药贴敷疗法对高血压康复有效吗

中药贴敷可明显改善患者的头痛、眩晕等自觉症状，既有穴位刺激作用，又可通过药物吸收以发挥明显的药理作用，对高血压康复具有双重治疗作用。首先，经络的根本功能是运行气血、协调阴阳、营养和控制全身，腧穴可反映病痛和通过针灸刺激以达到补虚泻实、防病治病的作用。借助穴位和经络的沟通作用使用穴位敷贴疗法不仅能治疗局部病变，还可治疗全身疾患。其次，穴位贴敷所用的药物因其不同的气味、特性通过经络系统直达病所发挥作用，达到与内服药物一致的治疗所用，寒者热之、热者寒之、虚则补之、实则泻之。中药贴敷法运用的历史悠久，早在晋代，大医葛洪的《肘后备急方》中就有用盐纳脐中、灸之以治霍乱，唐代孙思邈《千金要方》载有用东壁土敷脐、苍耳子烧灰敷脐治疗脐疮流血不止的方法。近年来，中药贴敷更广泛运用于各临床实践中，尤其是三伏天贴敷治疗方法更是在全国广受推崇，高血压的中药贴敷取得了很多新进展，可见其对高血压康复具有非常好的作用。

124. 哪些高血压患者可以做中药贴敷疗法

中药贴敷疗法一般适用于轻度高血压，暂时不想服用降压药，希望采用非药物治疗者；其次，高血压患者使用多种降压药物不能控制血压或因其他疾病使用药物有禁忌证者可采用贴敷疗法。

125. 哪些高血压患者不可以做中药贴敷疗法

患有感染性、过敏性皮肤病、有出血倾向的患者以及孕妇。

126. 中药贴敷疗法有哪些注意事项

贴药前，所贴部位、穴位需用温水或消毒液洗净，注意药膏的软硬度，并及时更换，以防药膏干燥，裂伤皮肤，引起疼痛或溃烂。使用贴敷时，需要向有经验的医师咨询，以达到准确辨证，快速起效的目的，冬天贴敷需注意防寒，夏季贴敷温度不宜过热，以防烫伤，必要时用绷带固定防止出汗滑脱。贴敷穴位时，所选穴位不宜太多，面积不宜过大，时间不宜过长，一穴不可连续贴药10次以上，以免刺激皮肤，刺激性大的药物不宜贴敷脐部。同时，若因贴敷出现水泡、溃烂，可将贴敷物取下，涂以甲紫溶液，大的水泡应以消毒针挑破，流尽液体，再涂甲紫溶液。破溃的水泡应以消炎软膏，外用无菌纱布包扎，以防感染。对于皮肤敏感的患者不能使用热敷及穴位贴敷法，贴敷后，不宜参加重体力活动。

127. 中药贴敷疗法常选哪些穴位

（1）涌泉穴：涌泉穴位于足前部凹陷处第2、3趾趾缝纹头端与足跟连线的前三分之一处，当你用力弯曲脚趾时，足底前部出现的凹陷处就是涌泉穴。涌泉穴是足少阴肾经的井穴。刺激涌泉穴能活跃肾经内气、固本培元、使肾精充足，耳聪目明，精力充沛。并能通过经络传递作用，促进全身血液循环，扩张血管，调节自主神经系统，降低血液黏稠度。足心贴敷涌泉穴能降血压，而且安全、简便、无不良反应，疗效显著。常用的贴敷药方如下：

方一：吴茱萸15～30g。研细用醋调成糊状，敷于双足心，外用纱布包扎固定，每日换药1次，可治疗肝阳上亢型高血压。

方二：吴茱萸、肉桂、磁石各30g，蜂蜜适量。均研为细末混合，密封保存，临用时每次取末5～10g，调蜂蜜为饼2个，贴于涌泉穴。适用于肝肾阴虚型高血压，阳亢者加太冲，阴阳不足配足三里，每天于睡前换药 1 次，敷药后用胶布固定。

方三：蓖麻仁 50g，吴茱萸、附子各 20g，生姜 150g，冰片 10g。将前 3 味药研末，生姜捣如泥状，加入药末、冰片，调成膏状。每晚贴于双侧涌泉穴，晨起除去，7 日为一疗程。

方四：桃仁、杏仁各 12g，栀子 3g，胡椒 7 粒。混合研末，加蛋清调成糊状，每晚睡前贴于涌泉穴，6 次为一疗程，适用于各类高血压。

（2）神阙穴：即肚脐，又名脐中，是人体任脉上的要穴。它位于命门穴平行对应的肚脐中。神阙穴是人体生命最隐秘最关键的要害穴窍，是人体的长寿大穴。药物敷脐疗法即贴敷神阙穴，它是一种古老的治病方法，以中医经络理论为依据，将相应的药物敷于肚脐上，利用药物对肚脐的刺激和药理作用，以疏通经络，加强气血运行，调整脏腑功能，从而达到降压目的。

方一：槐花、珍珠母、吴茱萸各 30g，均研末密封保存，临用时取药末 20g，加米糊调如糊状，分为 2 份，分别贴敷于脐孔及足心，以纱布包扎固定，每日 1 次，10 次为一疗程。

方二：吴茱萸、川芎、白芷各 30g。混合研细末，密封备用。用时取末 15g，以脱脂棉包裹如小球状，填入脐孔内，向下压紧，外以纱布覆盖，胶布固定，每日 1 次，10 次为一疗程。

方三：吴茱萸、肉桂、磁石各 30g，蜂蜜适量。均研为细末混合，密封保存，临用时每次取末 5～10g，调蜂蜜为饼分别贴于神阙穴与涌泉穴，胶布固定，再以艾条悬灸 20 分钟，每天一次，10 天为一疗程。

六、高血压的针灸康复

128. 什么是针灸疗法

针灸疗法是中医学遗产的一部分，也是我国特有的一种民族医疗方法。针灸是由"针"和"灸"构成，是中医学的重要组成部分，其内容包括针灸理论、腧穴、针灸技术以及相关器具，在形成、应用和发展的过程中，具有鲜明的中华民族文化与地域特征，是基于中华民族文化和科学传统的宝贵遗产。根据中医理论，针灸疗法可作用于高血压的相关经络，产生传导效应，纠正阴阳失调所致的高血压虚实证候，达到补虚泻实的目的，以恢复人体阴阳的相对平稳，使血压平稳下降。

129. 针灸疗法有什么特点

有一句老话"一颗银针治百病"，事实上，针灸确实能医治许多疾病，在一般的西方人眼里，针灸就代表着中医。在高血压的防治中，针灸疗法作为一种"非药物疗法"，操作简便易行、经济安全、疗效明显、副作用少，深受群众的欢迎。

哪些高血压患者不可以做针灸疗法？

针灸疗法适用于各种类型的高血压患者，但由于针灸施治的穴位的特殊性以及人体对于针刺的敏感性不同，某些高血压患者是不适合做针灸治疗的。

（1）禁止患者在过度疲劳、醉酒、精神过度紧张的状态下针刺。

（2）妇女月经期及妊娠妇女的少腹部、骶尾部、会阴部、合谷以及三阴交禁用针刺。

（3）有出血倾向、患有严重皮肤病的患者，或皮肤溃疡、瘢痕或肿瘤的部位同样禁止针刺。

（4）乳中、神阙等穴位禁止针刺。

130. 针灸疗法有哪些注意事项

（1）合适的体位：适当的体位有利于正确的取穴和施术，还可以防止滞针、弯针、晕针的发生，精神紧张、年老体弱、血压过高的病患不宜采取坐位，宜采用卧位。

（2）合适的针具：需根据患者的体型胖瘦、病情轻重、体质强弱及所取穴位的不同选用不同粗细、长短的针具。

（3）严格消毒：施针前确保针具是无菌的，最好使用一次性针具，避免皮肤感染。施针者的双手应洗净后用75%的酒精消毒，针灸治疗局部时，需用 75% 的酒精棉球从里向外绕圈擦拭消毒，耳针穴位先用碘酊消毒后，再用酒精消毒。

（4）正确施术：针灸治疗需由经验丰富的针灸医师来完成。根据局部解剖的情况，运用轻柔的手法，正确的进针方向进行施术，并注意针刺的深度。如四肢、臀部、腹部等肌肉丰满的地方，可适当深刺，而头面部、胸背部、耳部等皮薄肉少的地方可采用浅刺、斜刺或横刺。

131. 针灸疗法治疗高血压常用哪些穴位

高血压属中医"头痛""眩晕""脉胀"等证范畴，有研究发现，针灸具有平肝潜阳、滋养肝肾、宁心安神作用的穴位，能明显改善患者头痛、眩晕等症状，还能调节神经系统，改善心肌代谢，扩张小动脉，从而使血压下降。针灸治疗高血压的常用穴可选用：大椎、肩井、肺俞、梁门、太阳、风池、涌泉、三阴交、太溪、太冲、足三里、曲池、中脘、丰隆、百会、气海等穴。针灸取穴治疗疾病讲究主穴及配穴，有学者统计近 10 年针灸治疗高血压的取穴规律，发现主穴中太冲使用率最高，次穴中太溪选取率最高，而总数中太冲取穴率第一。太冲是足厥阴肝经的原穴，具有平肝疏肝的作用，太溪属足少阴肾经，可滋补肾阴，滋水涵木，再配合保健穴足三里，以防治虚阳上亢，可共同达到滋水降火，平肝潜阳的作用，治疗肝肾不足，虚阳上亢的高血压病疗效显著。此外，遵循针灸取穴的辨证、循经之原则，肝火旺盛、阴虚阳盛取足厥阴，阴阳两虚取足阳明、任脉和督脉，能够有效减轻高血压对靶器官的损伤，达到标本兼治的目的。

132. 针灸的疗程一般有多长

针刺疗法治疗高血压的目的是降低血压，其主要原理是通过针刺调节神经系统，改善心肌代谢，扩张小动脉，从而达到降低血压的目的。通过辨证取穴后，一般每日一次，每次行针、留针时间 30 分钟，坚持 2 周，效果明显。

133. 如何运用耳穴疗法治疗高血压

耳穴是指耳郭上一些特定的刺激点。耳穴在耳郭上的分布有一定规律，一般来说耳郭好像一个倒置的胎儿，头部朝下，臀部朝上，与面颊相应的穴位在耳垂，与上肢相应的穴位在耳周，躯干相应的穴位在对耳轮体部，与下肢相应的穴位在对耳轮上、下脚，与腹腔相应的穴位在耳甲艇，与胸腔相应的穴位在耳甲腔，与消化道相应的穴位在耳轮脚周围等。这为耳穴

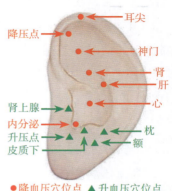

疗法的临床应用提出了完整的理论依据。耳穴疗法是根据高血压的不同证型进行取穴，如肝火亢盛型选取肝、肾、角窝上、结节、耳背心、耳背肝、耳背沟、耳背肾；阴虚阳亢型取穴肾、交感、皮质下、耳背心、耳背肝、耳背沟、耳背肾；阴阳两虚则眩心、肾、耳背心、耳背肝、耳背沟、耳背肾；痰湿壅盛型取穴脾、三焦、耳背心、耳背肝、耳背沟、耳背肾。血压较高或经数次治疗效果不显著者，可加耳尖结节，交替点刺放血。

134. 常见的耳穴疗法有哪些

（1）耳针法：耳郭常规消毒后，用耳毫针对准所选穴位刺入。肝火亢盛和痰湿壅盛型一般用泻的手法，阴虚阳亢和阴阳两虚型用补法。留针 30～60 分钟，随补泻运针。每日或隔日针 1 次，10 次为 1 疗程。

（2）耳穴贴压法：每次取一侧耳穴，双耳交替施治，令患者停药治疗 3 天以上，改用耳穴疗法。耳郭常规消毒后，用耳穴诊疗仪在耳郭上寻找敏感点，刺激 10 分钟，再用王不留行贴，贴压于敏感点，使患者产生热、麻、胀、痛感为度。隔日换点 1 次，患者每日自行按压耳贴数次，10 次为 1 疗程。

（3）耳穴贴磁法：每次取一侧耳穴，双耳交替施治，耳郭常规消毒后，将磁片或磁珠置于所选穴位上，以胶布覆盖固定，边贴边按压，出

现穴位胀痛感为度。每隔 1～3 天换贴 1 次，患者每日自行按压耳贴数次，10 次为 1 疗程。

（4）耳穴放血法：耳郭常规消毒后，用小手术刀片将血管切开，放血 10 滴左右，用消毒干棉球压迫止血，用一小方块消毒纱布盖住伤口，胶布固定。每次切开 1 条血管，每隔 4 天治疗 1 次，4 次为 1 疗程。

135. 耳穴疗法需要注意什么问题

使用耳针疗法首先需注意严格消毒，一是器具的消毒，二是皮肤的消毒。若因消毒不严格，会引发感染，严重者可致耳郭肿胀、耳软骨膜眼、软骨坏死等。其次，需严格掌握耳穴疗法的禁忌证，患有严重器质性病变、严重贫血及有耳外伤的患者不宜采用此疗法。

136. 什么是艾灸疗法

艾是一种多年生草本植物，由茎、叶组成，在我国东北、华北、华东、西南等地均有分布。采叶干燥后即为生艾叶，生艾叶碾压呈绒后再包卷成条即为艾条。《本草纲目》记载："艾叶苦辛，生温，熟热，纯阳之性，能回垂绝之阳，通十二经……以之灸火，能透诸经而除百病。"艾灸疗法即是用艾绒或其他药物放置在体表的穴位上烧灼、温熨，借灸火的热力以及药物的作用，通过经络、腧穴的作用，起到温通气血，扶正祛邪作用，达到治病和保健目的的一种外治方法。

137. 如何运用艾条灸治疗高血压

艾条灸是用艾条或药条点燃后，熏烤腧穴或患处，通过温和热力来刺激皮肤，患者可自行操作。具体分为温和灸和雀啄灸两种。①温和灸：将艾条的一端点燃，对准部位，距离 0.5～1 寸熏灸，使局部发热而无灼痛感，每穴灸 3～5 分钟为宜。②雀啄灸：将艾条点燃的一端放置施灸部位的上方，不固定距离，像鸟雀啄食一样，一上一下活动施灸。运用艾条灸治疗高血压常用到足三里、曲池，每穴按上述方法灸10～15 分钟，每次 1 穴，每日 1 次，10 次为 1 个疗程。此方法简便易行，舒适温和，可用于高血压各种证型。

七、高血压的其他康复方法

138. 浴足能治疗高血压吗

浴足疗法自古流传，历代医家总结为：春天洗脚，升阳固脱；夏天洗脚，湿邪乃除；秋天洗脚，肺腑润育；冬天洗脚，丹田暖和。中医认为足部与经络系统有着密切的关系，在人体十二正经和奇经八脉之中，足三阴经及阴维脉、阴跷脉均起源于足部，足三阳经及阳维脉、阳跷脉均止于足部。人体的各个器官在足部也有各自的分布区域和反射区的，刺激足部可加强内脏的活动，以治疗疾病。浴足疗法是药物通过足浴趁热从皮肤、穴位吸收，起到治疗作用，二者相辅相成，是治疗高血压的既实用又有效的方法。浴足通过促进血液循环，改善不同程度的自主神经功能紊乱，降低血液黏稠度，促进新陈代谢，改善睡眠等方面调控血压，对高血压患者的治疗十分有效。

139. 常用的浴足方有哪些

方一：罗布麻叶 15g、杜仲 6g、牡蛎 15g、夜交藤 10g、吴茱萸 10g。功效：平肝潜阳，安神镇静。主治：高血压病引起的头痛、眩晕。

方二：吴茱萸 15g、黄柏 15g、知母 15g、生地黄 15g、牛藤 15g、生牡蛎 50g。加水煎煮，去渣取液，待温后浸洗双足 10 分钟，每日 1次，7～14 日为一疗程。功效：清热燥湿，疏肝除烦。主治：阴虚阳亢型高血压病出现眩晕、颜面红赤、口苦口干者。

方三：磁石 18g、石决明 18g、桑枝 6g、枳壳 6g、当归 6g、党参 6g、黄芪 6g、乌药 6g、蔓荆子 6g、白蒺藜 6g、白芍 6g、炒杜仲 6g、牛膝 6g、独活 6g。前两味药先加水煎汤，再加其余 12 味共煎，去渣取液，洗浴双足，每日 1 次，每次约 1 小时，10 日为一疗程。为保持水温，在洗浴过程中可适当添加热水。功效：镇肝熄风，柔肝补肾，益气养血。主治：高血压病引起的头痛、眩晕、麻木等。

方四：钩藤 20g、冰片少许。将钩藤切碎，加少许冰片，入布包，放入盆内加温水浸泡备用。每日晨起和晚睡前各洗浴双足 1 次，每次 30～45 分钟，10 日为一疗程。功效：疏风清肝，熄风止痉。

方五：桑树皮 15g、桑叶 15g、茺蔚子 15g。加水 2000ml 煎至 1500ml 左右，去渣取液，凉至不烫足时洗泡双足 30 分钟，每日 1 次，洗毕睡觉。为保持水温，在洗浴过程中可适当添加热水。功效：疏风清肝、化瘀止痛。主治：高血压病等原因引起的头痛。

140. 气功疗法如何指导高血压患者养生

气功疗法是我国传统医学的重要组成部分，具有独特的医疗保健作用，它作为高血压运动疗法的一种，可有效地协助降低血压、调整神经系统的功能、改善血液循环、提高体力活动能力和生活质量。具有代表性的气功疗法有太极拳、八段锦、五禽戏和易筋经等。许多老年人喜欢练太极拳，其动作柔和、缓慢、轻巧，配合呼吸吐纳，使全身得到了放松，血液循环得到了改善，血管得到了扩张，血压自然下降。八段锦也是一套的形体活动与呼吸运动相结合的健身法，能够减少体脂，降低血糖，降低血脂，减轻体重，可辅助治疗轻度高血压。五禽戏有虎、鹿、熊、猿和鸟 5 种动作，每种都是模仿了相应的动物动作，灵活，生动，有趣，运用前俯、后仰、侧屈、拧转等不同方式的运动，牵拉上、下肢各关节韧带和肌肉，使周身形、气、神浑然一体，对包括高血压病的亚健康状态都有明显的调节效果。易筋经是呼吸与功法的结合，有利于高血压人群心理上的宁静和身体的放松，既可达到易筋易骨、保健养生的目的，又有降低血压的作用。气功疗法作为一种养生健身形式，逐渐成为高血压传统治疗的重要手段之一。

141. 刮痧疗法与高血压

刮痧，就是利用刮痧器具，刮拭经络穴位，通过经络的传导，激发人体内部器官之间的相互协调，以疏通经络，舒经理气，改善脏腑功能，调节阴阳平衡，以增强机体潜在的抗病能力和免疫功能，从而达到扶正祛邪，防病治病的目的。通过刮痧，可降低血压，改善和消除高血压患者头晕、头痛、失眠、烦躁等症状，适用于轻中度高血压患者。常用的刮痧经络在颈部与背部的督脉、足太阳经，头部穴位主要采用印堂、百会、天柱、风池穴，背部以心俞、肝俞、肾俞血为主，四肢主要是曲池、三阴交、足三里、太冲穴。

142. 药枕降压的原理是什么

药枕主要通过以下途径发挥作用：一是通过药物在枕芯中散发出来的芳香气味，直接作用于皮肤、黏膜、五官，深入血脉中，调理气血，扩张血管，醒脑安神，达到"闻香治病"的作用；二是通过药物或机械刺激颈项及后脑丰富的神经或血管，改善局部及全身微循环，加快血流，松弛血管和肌肉；三是通过气味调整高血压患者的身心状态，调节自主神经功能；四是药枕疗法可通过机械刺激、药物刺激而激发颈项部的经络之气，使全身经络得到疏通，使气血流畅，阴阳平衡，从而达到治疗高血压的目的。

143. 常用的降压药枕有哪些

药枕疗法治疗高血压多选用具有平肝潜阳、宁心安神的中药作枕芯，如罗布麻、决明子、菊花、夏枯草、蔓荆子、白芷、川芎、晚蚕沙等，也可以多种药物联合使用，制成软硬适度，清香怡人的药物枕头。这里介绍几种常用的降压药枕。

（1）罗布麻枕：取晒干或烘干的罗布麻叶1500g，加入研成细粉末状的冰片20g，拌匀，装入枕芯，制成药枕。功效：平肝潜阳。主治肝阳上亢型高血压。

（2）菊花枕：取充分晒干或烘干的白菊花2000g，装入枕芯，制成药枕。功效：清肝泻火。适用于肝火上炎或肝阳上亢型高血压。

（3）决明枕：取决明子3000g，先用冷水淘洗一遍，晒干或烘干，装入枕芯，制成药枕。功效：清肝泻火，明目降压。主治肝火上炎型高血压。

（4）绿豆枕：将生绿豆2000g，拣去杂质，装入枕芯，制成药枕。功效：清凉降压。主治肝火上炎型高血压。

（5）晚蚕沙枕：取晚蚕沙2000g，晒干或烘干，拣去杂质，装入枕芯，制成药枕。功效：化浊除湿，祛痰降压。适用于痰湿内蕴型高血压。

（6）天麻钩藤枕：将天麻200g，钩藤1500g，罗布麻叶300g，晒干或烘干，研成粗末，装入枕芯，制成药枕。功效：平肝熄风，清肝降压。适用于肝风内动型高血压。

（7）黑豆磁石枕：取黑豆、生磁石各1000g，将生磁石打碎至米粒大小，与黑豆混合，装入枕芯，制成药枕。功效：滋补肝肾，养阴降压。适用于肝肾阴虚型高血压。

（8）降压枕：菊花、艾绒、夜交藤、虎杖各100g，牡丹皮、枸杞子、白芷各30g，小海螺、樟脑各20g，晒干或烘干，加工粗碎，装入枕芯，制成药枕。功效：平肝降压。主治肝火上炎、肝阳上亢型高血压。

（9）夏菊灯心枕：取野菊花、灯心草、夏枯草、石菖蒲、晚蚕沙各等分，共研为粗末，装入枕芯，制成药枕。用时将药枕对着风池、风府和大椎穴。功效：平肝潜阳，清心安神。适用于肝阳上亢，伴有心烦失眠等症的高血压患者。

附：简易降压操

　　根据中医平肝熄风的理论，针对相关经络穴位，加以按摩，可以调整微血管缩舒作用，解除小动脉痉挛，疏通气血，对于高血压病的预防和治疗有明显作用。按摩时穴位要准确，以局部酸胀、皮肤微红为度。

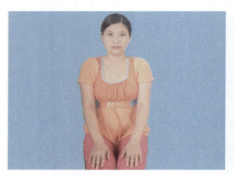

　　第一节　预备动作。 坐在椅子或沙发上，姿势自然端正，正视前方，两臂自然下垂，双手手掌放在大腿上，膝关节呈 90 度角，两足分开与肩同宽，全身肌肉放松，呼吸均匀。

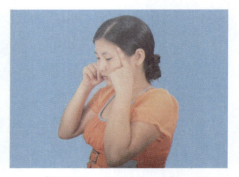

　　第二节　按揉太阳穴。 顺时针旋转一周为一拍，约做 32 拍。此法可疏风解表、清脑明目、止头痛。

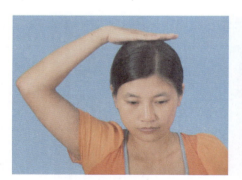

　　第三节　按摩百会穴。 用手掌紧贴百会穴旋转，一周为一拍，共做 32 拍。此法可降血压、宁神清脑。

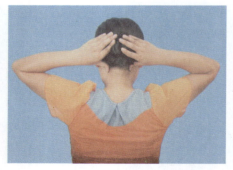

　　第四节　按揉风池穴。 用双手拇指按揉双侧风池穴，顺时针旋转，一周为一拍共做 32 拍。

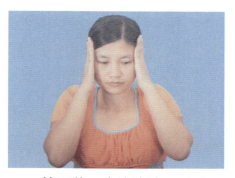

第五节 摩头清脑。两手五指自然分开，用小鱼际从前额向耳后按摩，从前至后弧线行走一次为一拍，约做32拍。此法功效：疏经通络、平肝息风、降血压、清脑。

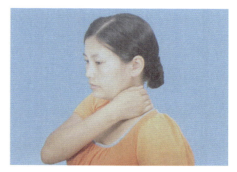

第六节 擦颈。用左手掌大鱼际擦抹右颈部胸锁乳突肌，再换右手擦左颈，一次为一拍，共做32拍。此法可解除胸锁乳突肌痉挛，并降血压。

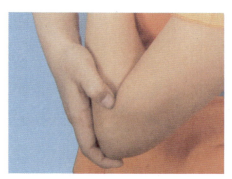

第七节 揉曲池穴。按揉曲池穴，先用右手再换左手，旋转一周为一拍，共做32拍。此法可清热、降压。

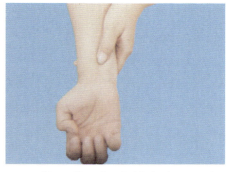

第八节 揉内关宽胸。用大拇指按揉内关穴，先揉左手后揉右手，顺时针方向按揉一周为一拍，共32拍。功效为舒心开胸。

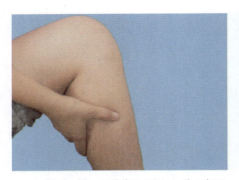

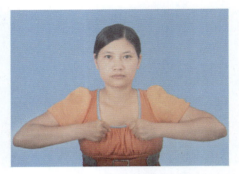

第九节 引血下行。分别用左右手拇指按揉左右小腿的足三里穴，旋一周为一拍，共做32拍。此法可健脾和胃、引血下行。

第十节 扩胸调气。两手放松下垂，然后握空拳，屈肘抬至肩高，向后扩胸，最后放松还原。

在做操过程中，如发现有头痛、头胀或心慌、胸闷等症状，应减少锻炼量，或暂时终止锻炼。做操一段后，感到舒适、脑清和放松，此为有效反应。

（广东省第二中医院心血管科护理小组）

08